Knaur
MensSana

Von Ingrid Kraaz von Rohr ist außerdem bei Knaur erschienen:

Naturheilkunde für Frauen in der Lebensmitte

Über die Autorin:

Ingrid Kraaz von Rohr ist Heilpraktikerin mit den Schwerpunkten klassische Homöopathie, Farbakupunktur, Schwingungsmedizin, Frauen- und Kinderheilkunde mit eigener Praxis in Grünwald bei München.
Sie beschäftigt sich seit vielen Jahren mit Spiritualität, Meditation und bewusster Lebensführung. Im Leben von Frauen sieht sie besondere Chancen, nicht nur sich selbst, sondern auch anderen Menschen höhere geistige Dimensionen zu erschließen, und hält dies für eine ursprünglich weibliche Aufgabe.

Ingrid Kraaz von Rohr

Wenn die Umwelt krank macht

Vorsorge und Selbsthilfe durch Naturheilkunde

Knaur
MensSana

Hinweis:

Die Lektüre dieses Buches ersetzt nicht den sachkundigen Rat, die fachlich fundierte Diagnose und die individuell angemessene Behandlung von Krankheiten. Das Buch dient dem besseren Verständnis von Gesundheit, Krankheit und Umweltmedizin sowie der Information über eine Vielzahl von Therapiemöglichkeiten. Nach geltendem Recht hat jeder Mensch einen Anspruch auf Selbstbehandlung, wenn er dies wünscht. Die Autorin hält im Krankheitsfall jedoch eine fundierte naturheilkundlich-medizinische Beratung und Therapie durch eine(n) seriös geschulte(n) und staatlich zugelassene(n) Heilpraktiker(in) oder eine(n) naturheilkundige(n) Arzt/Ärztin für geboten. Eine Garantie für die Wirksamkeit und Unbedenklichkeit der in diesem Buch vorgestellten Informationen im Einzelfall können weder die Autorin noch der Verlag übernehmen.

Besuchen Sie uns im Internet: www.droemer-knaur.de
Alle Titel aus dem Bereich MensSana finden Sie im Internet unter
www.knaur-mens-sana.de

Originalausgabe Juli 2005

Redaktion: Ralf Lay, Mönchengladbach
Mitarbeit: Wulfing von Rohr
Umschlaggestaltung: ZERO Werbeagentur, München
Umschlagabbildung: Mauritius Images, Mittenwald
Satz: Pinkuin Satz und Datentechnik, Berlin
Druck und Bindung: Clausen & Bosse, Leck
Printed in Germany
ISBN 3-426-87253-6

2 4 5 3 1

Dieses Buch ist Daniel, Susanne, Philipp
und allen Kindern gewidmet.
Wir sind ihnen verpflichtet, eine Erde zu bewahren,
auf der das Leben lebenswert ist und bleibt.

Dank sage ich all den Menschen, die aktiv mithelfen, unsere natürlichen Lebensgrundlagen zu bewahren, und die sich für eine menschengemäße Heilkunde einsetzen. Mein besonderer Dank gilt den Lektoren dieses Buches.

Gesundheit ist ein Zustand vollkommenen körperlichen, geistigen und gesellschaftlichen Wohlbefindens und nicht nur die Abwesenheit von Krankheit und Schwäche.

Weltgesundheitsorganisation (WHO)

Gesundheit in unserer modernen Zeit und unserer belasteten Umwelt ist ein Zustand größtmöglicher geistiger und körperlicher Harmonie, die wir alle durch eine bewusste Lebensführung, eine natürliche Gesundheitspflege und die Liebe untereinander erlangen und erhalten können.

Ingrid Kraaz von Rohr

Inhalt

Einführung

Gedanken zur Natürlichen Umwelt-Medizin

Die durchschnittliche Lebenserwartung der Menschen ist seit Beginn des Industriezeitalters deutlich angestiegen. Wenn wir diese Statistik genauer überprüfen, stellen wir fest, dass die drastisch gesunkene Kindersterblichkeit der Hauptgrund dafür ist. Die gesunkene Kindersterblichkeit ist allerdings nicht – wie man vielleicht vermuten könnte – eine Folge des Fortschritts in der Medizin, sondern das Verdienst wesentlich verbesserter hygienischer Lebensbedingungen.

Heute selbstverständliche Hygienemaßnahmen – die von Fäkalien gut und sicher abgeschirmte Wasserversorgung, die Wassertoilette und die öffentlich organisierte Abwasserentsorgung, die Sterilität bei medizinischen Eingriffen und Operationen – sorgen dafür, dass wir Krankheitserregern sehr viel weniger ausgesetzt sind, als dies je zuvor in der Menschheitsgeschichte der Fall war. Davon profitieren vor allem Neugeborene mit einem schwach entwickelten Immunsystem.

Gleichzeitig mit diesem wohlgemerkt hygienisch, nicht ärztlich bedingten Fortschritt hat das Industriezeitalter aber auch völlig neue, bis dahin unbekannte Gesundheitsgefahren mit sich gebracht. Die Krebsrate ist in den letzten zwanzig Jahren weiter angestiegen, und das, obwohl Milliarden von Euro und Dollar für die Krebsforschung ausgegeben wurden und obwohl es eine Vielzahl neuartiger Krebsbehandlungsmethoden gibt. Inzwischen wird allgemein anerkannt, dass

vermehrte Umweltbelastungen für diesen weiteren Anstieg der Krebsrate entscheidend mitverantwortlich sind.
Die Fluoridierung des Trinkwassers hat nach amerikanischen Studien zu einem Anstieg der Krebsrate um 10 bis 15 Prozent in den Regionen geführt, in denen Fluor dem Trinkwasser oder dem täglichen Salz zwangsweise beigemischt wird. Jüngste Studien zeigen übrigens, dass paradoxerweise Karies in diesen Regionen auf dem Vormarsch ist!
Die verständliche Zuflucht vieler kommunaler Wasserversorgungswerke zu Chlor, um damit das Trinkwasser keimfrei zu machen, führt oft ebenfalls zu Gesundheitsschäden. Es reizt die Schleimhaut und führt dann zu Verschleimung. Fluor verstärkt die Tendenz zu Arterienverkalkung und führt zur Verengung der Herzkranzgefäße mit all ihren bekannten Folgen.
Die Lösung für beide zuletzt genannten Probleme ist »einfach«: Die Fluoridierung muss gesetzlich wieder abgeschafft werden. Politiker müssen die Forschungsergebnisse der Wissenschaft zugunsten ihrer Stimmbürger in die Praxis umsetzen – und diesen »zumuten«, sich durch eine gesunde Ernährung zu schützen, um so Karies zu vermeiden (auch wenn die Zuckerlobby und Süßwarenindustrie dagegen wären). Der Chlorzusatz im Trinkwasser kann vom Verbraucher wieder entfernt werden: durch Verwendung geeigneter Wasserfilter für den Hausgebrauch.
Umweltprobleme müssen also zunächst als solche erkannt und erforscht werden, und dann müssen wir alle sowohl gesellschaftspolitisch wie individuell mit entsprechenden Maßnahmen dagegen vorgehen. Zu den Maßnahmen gehören nicht nur vorbeugende, sondern auch therapeutische. Denn nicht alle Umweltbelastungen lassen sich so einfach eliminieren wie Fluor- und Chlorzusätze im Wasser oder Speisesalz.
Die Vision einer Erde ohne jegliche Umweltgifte und Umweltbelastungen für unsere Gesundheit ist das Ziel. Bis wir

dieses Ziel erreicht haben, müssen wir nach Wegen suchen, unsere Gesundheit so gut als möglich zu schützen und zu bewahren bzw. sie wiederzugewinnen. Dabei leistet uns die Natürliche Komplementär-Medizin beste Dienste, weil sie nicht mit neuen Giften oder aggressiven Eingriffen die Folgeschäden alter Vergiftungen zu heilen versucht. Die Behandlung kariöser Zähne bestand z. B. leider bislang weitgehend darin, mit Amalgam (quecksilberhaltigen Mischungen) die Zahnlöcher zu füllen bzw. Fluorverbindungen in Trinkwasser, Zahnpasten und Zahnwasser zu geben. Aber sowohl Amalgam wie auch Fluor bewirken ernsthafte chronische Gesundheitsstörungen für unseren Organismus. Die Alternative besteht darin, mit naturgemäßen Mitteln vorzubeugen – also mit Vollwerternährung ohne Zucker, Weißmehl und Fertigprodukte –, sowie in einer homöopathischen Behandlung, wenn die Zähne erblich bedingt schwach sind.
Die Natürliche Umwelt-Medizin als ein spezieller Zweig der Komplementär-Medizin bedient sich »sanfter« und naturgemäßer Mittel und Methoden, Arzneien und Therapien, um Gesundheit und ein Leben in Harmonie mit der Natur zu gewährleisten. Natürliche Umwelt-Medizin ist ein Gebot nicht nur der sprichwörtlichen Stunde, sondern unseres Jahrtausends! Wir müssen die Zeit nutzen, unsere natürlichen Lebensgrundlagen wiederzugewinnen und all jene Gesundheitsschäden zu heilen, die durch unsere unbedachte industrielle Massenkultur entstanden sind.
Wenn die Umwelt krank macht leistet dafür wertvolle Dienste wie kein anderes mir bekanntes Buch. Es ist ein notwendiges und herausragendes Buch, das Hintergründe und Zusammenhänge, Therapievorschläge und Vorbeugungsmaßnahmen, körperliche und seelische Aspekte von Gesundheit sinnvoll miteinander verbindet.
Ich hatte mehrfach die Gelegenheit und Freude, mit Ingrid Kraaz von Rohr zusammenzuarbeiten. Ihr Wissen von der Homöopathie, Naturheilkunde, den Farben zur therapeuti-

schen Anwendung und von der Natürlichen Komplementär-Medizin ist einzigartig. Sie verknüpft dieses konkrete und anwendbare Wissen mit der Zukunftsvision der menschlichen Entwicklung und der Entwicklung des Planeten. Ingrid Kraaz von Rohr verbindet ärztliche Intuition mit Liebe für die Patienten und sieht Heilung und Vorbeugung nicht nur als materielle Prozesse, sondern als ein ganzheitliches seelisches Geschehen. Wulfing von Rohr als Redaktionsmitarbeiter ist mir aus der gemeinsamen Arbeit zugunsten einer freien Medizin bekannt. Er vermag schwierige Sachverhalte für Laien gut verständlich umzusetzen. Der Autorin gelingt es, zu den wirklichen Ursachen von Krankheit und zu den dauerhaften Grundlagen für Gesundheit zu gelangen. Daraus werden Sie großen persönlichen Nutzen ziehen können.

*Dr. med. Dietrich Kling*hardt, *MD*
Schmerzspezialist, Präsident der
Amerikanischen Akademie für Neuraltherapie,
Fachbuchautor und Seminarleiter

Höheres Bewusstsein, Naturheilkunde und Umwelt-Medizin

»Ich hatte jede Medizin probiert,
aber keine ist wirkungsvoller als die Liebe.«
Kabir

Die Einheit von Körper, Geist und Seele

Klare, naturwürzige Luft, sauberes, quellfrisches Wasser, schmackhafte, vollwertige Lebensmittel, ein fröhliches Wesen und ein aktives Schaffen, ein Leben voller Harmonie und im Einklang mit einem höheren Sinn – gibt es das heutzutage wirklich nur noch in Märchen oder Sagen aus alten Zeiten?
Sind chemisch geschwängerte bräunliche Luftschwaden, saurer Regen und keimfrei gemachtes und vielfach »aufbereitetes« Chlorwasser, wertlos-raffinierte Nahrungszuteilungen, mehrfach begastes und gewachstes Obst, ständiges Strahlenbombardement durch Hochspannungsmasten, Mobilfunk, Fernsehsender und Computerbildschirme, tragbare oder schnurlose Telefone, Handys und Sendemasten, sind geistige Abstumpfung durch massenmedialen Dauerbeschuss oder Psychopharmaka, oft unbefriedigende Arbeit, um Miete und Lebensunterhalt bezahlen zu können, und tiefe, versteckte Depression sowie offenkundige Sinnentleerung zu den unwiderruflichen Kennzeichen unserer Lebenswirklichkeit nicht nur des Industriezeitalters im letzten Jahrhundert geworden, sondern werden sie auch unser 21. Jahrhundert bestimmen?
Gibt es bei der Vielzahl von Gesundheitsbelastungen und

Leiden, bei Krankheitsbildern und Beschwerden überhaupt noch solche, die nichts mit Umweltwirkungen zu tun haben? Wohl nur wenige. Was also tun? Eine vollkommene Umwelt – sollte es sie je gegeben haben – werden wir uns nicht schaffen können, zumindest nicht in absehbarer Zeit. Und wir können uns im Regelfall auch nicht in die letzten kleinen Paradiese dieser Erde zurückziehen und »Zurück zur Natur« spielen.

Gut 30 Prozent der neun- bis elfjährigen Schulkinder leiden unter »verschobenen« Erkrankungen, d.h. Krankheiten, die durch falsche medikamentöse Behandlung oder ein Zuviel an Impfstoffen untypische Symptome zeigen bzw. unterdrückt werden. Neurodermitis mit juckenden, roten Hautstellen, Nahrungsmittelallergien und Heuschnupfen führen die schlimme Hitliste an. Rund 20 Prozent der kleinen Patienten kämpfen mit nächtlichen Anfällen krampfhafter Atemnot, die für Asthma bronchiale typisch sind. Die genaue Ursachenkette der vielen Umweltfaktoren ist zwar noch nicht im Einzelnen aufgeschlüsselt. Dass aber Umweltfaktoren dafür verantwortlich sind, steht für Fachleute fest. Allergien aus einem komplexen Ursachengemisch, das uns weitgehend noch Rätsel aufgibt, Konzentrations- und Schlafstörungen aufgrund von elektromagnetischer Belastung durch Funktelefone, Funkradios und dergleichen mehr sind zu einem Phänomen geworden, dem man wohl an fast keiner Stelle der bewohnten Erde mehr entfliehen kann.

Heißt dies dann, dass es keinerlei Hoffnung mehr gibt auf ein gesünderes, ein besseres Leben? Keineswegs – im Gegenteil! Nach einem altüberlieferten geistigen Gesetz können wir Menschen alles, was wir in unserem Leben vielleicht negativ schaffen und erfahren, mithilfe der Kräfte der Natur und durch unsere schöpferischen Energien – manche sagen: durch kosmische Energien – positiv umwandeln und in eine natürliche Harmonie zurückführen. Es gibt Hoffnung, große Hoffnung sogar, wenn wir am richtigen Ort und nach den

richtigen Mitteln suchen. Und wenn wir damit jetzt beginnen.
»Gegen jede Krankheit hat Gott ein Kräutlein wachsen lassen«, lautet ein wohlbekannter Spruch aus dem Mittelalter. In diesem Buch werden geistige Grundlagen und konkrete Behandlungsvorschläge zur Heilung von umweltbedingten Krankheiten und zur Stärkung bzw. Heranbildung einer widerstandsfähigen ganzheitlichen Gesundheit vorgestellt. Ich hoffe von Herzen, dass Sie aus diesem Buch großen Nutzen ziehen und zu einer ganzheitlichen bestmöglichen Gesundheit und Lebensfreude gelangen mögen.
Wir alle können unserem Leben und dem Leben auf dem gesamten früher noch ganz blau-grünen Planeten Erde eine Wende geben, einen neuen Sinn. Es liegt an uns, an unserem eigenen Bewusstsein, in dem wir unsere Zeit auf diesem »Raumschiff« verbringen, das durch einen geheimnisvoll geschaffenen Kosmos fliegt. Bewusstsein, Natur und Einstimmung auf ein höheres Bewusstsein – das sind drei Schlüssel zu Gesundheit und Lebensglück!
Wie Friedrich Hebbel es treffend sagte: »Was gegen die Natur ist, ist gegen Gott.«

Ziele der Natürlichen Umwelt-Medizin

Die Ziele der Natürlichen Umwelt-Medizin sind ähnlich komplex, wie es die Herausforderungen und Gesundheitsbelastungen erfordern. Da wird es immer ein Ineinandergreifen von äußerlich verabreichten Naturheilmitteln und inneren Erkenntnisprozessen, von Körpertherapien und Gefühlsentwicklungen geben. Der Mensch ist ja ein ganzheitliches Wesen, das sich durch viele Facetten des Körpers, der Gefühle,

des Verstands, der Intuition, Psyche bzw. Seele ausdrückt und im Austausch mit der äußeren und mit den inneren Welten steht, mit der Umwelt, dem Umfeld und der geistigen Welt. Dieses teils körperlich feste, sichtbare und greifbare Wesen, der äußere Mensch, und sein teils unsichtbares, aber dennoch sehr spürbares und wirksames Netzwerk von Gemüt und Geist, von Körper und Verstand wird belebt durch das, was manche »das bewusste Selbst« nennen, andere »den göttlichen Funken«, Dritte »die kosmische Lebensenergie«.
Die Heilung eines Menschen hängt demnach nicht nur von der pharmakologischen Wirksamkeit eines einzelnen Medikaments oder der Kunstfertigkeit eines bestimmten chirurgischen Eingriffs ab, wie es uns immer noch viele materialistisch gesinnten Vertreter des traditionellen Krankenwesens glauben machen wollen, sondern mindestens ebenso sehr, wenn nicht weitaus mehr, von ganz anderen Faktoren.
Der wichtigste dieser anderen Faktoren ist Bewusstsein! Bewusstsein ist das am wenigsten handfeste und dennoch das wesentliche Merkmal jedes Menschen. Auch in der Gesundheit kommt es auf Bewusstsein an – auf das des Klienten *und* auf das des Behandlers. Gesundheit kann sich – wenn sich kein »Wunder« ereignet – nur in dem Maße bilden, wie sie vom Bewusstsein des Patienten und des Therapeuten verstanden bzw. angenommen wird.
Wenn der Behandler unbewusst, d.h. ohne Wissen, ist (und z.B. noch selbst raucht, Schweinefleisch isst, seine Kinder unnötig impfen und überflüssig röntgen lässt, Wirkungen elektromagnetischer Felder als Einbildung abtut und auch sonst eher dazu neigt, kritiklos weiterzugeben, was einflussreiche Organisationen als medizinische Dogmen aufstellen), dann ist es nicht automatisch so, dass vom ihm Impulse zur bewussteren Lebensführung und zur natürlicheren Heilung kommen können.
Die Natürliche Umwelt-Medizin gibt naturgemäßen, naturnahen und möglichst sanften (»noninvasiven«) Behandlungs-

weisen den Vorzug. Sie lehnt wissenschaftlich-experimentelle bzw. allopathische Diagnose- und Therapiemethoden und Symptombehandlungen indes nicht etwa pauschal ab. Selbstverständlich sind auch solche Wege von Fall zu Fall notwendig, hilfreich und als natürlicher Synergismus zu verstehen, vor allem in Notsituationen. Ein harmonisches Zusammenarbeiten wäre das Ziel der Wahl. Es kommt darauf an, dass wir gemeinsam erkennen lernen, unter welchen Umständen und wann welche Methode oder Therapie, welche Arznei oder auch Lebensumstellung notwendig ist.
Nachfolgend stelle ich Ihnen nun kurz gefasst ausdrückliche Ziele der Natürlichen Umwelt-Medizin vor (die Reihenfolge entspricht keiner starren Abfolge und gibt auch keine Rangordnung wieder):

1. Bildung einer ganzheitlichen Einsichts- und Unterscheidungsfähigkeit, um Umweltbelastungen für die Gesundheit im Alltag zu erkennen oder zu erspüren;
2. Entwicklung eines spirituellen Bewusstseins als notwendige Grundlage, um Zusammenhänge zwischen seelischen und körperlichen Vorgängen sowie zwischen äußeren und inneren Gesundheitsbelastungen und Krankheitssymptomen zu erfassen und um individuell angemessene Gesundheitsentscheidungen treffen zu können;
3. Behandlung der Beschwerden mit Mitteln und Methoden aus dem Erfahrungsschatz der Erfahrungsheilkunde und der Natürlichen Komplementär-Medizin* mit dem Ziel, sowohl Symptom- und etwaige Schmerzlinderung als auch gleichzeitig die Auflösung der Ursachen zu erreichen;
4. Aufbau und Stärkung der körpereigenen Immunkräfte bis

* »Natürliche Komplementär-Medizin« ist ein Begriff, der zum Ausdruck bringen soll, dass es geeignete Kombinationen von Naturheilmitteln und Naturheilverfahren gibt, die sich sowohl als Alternative zu allopathischen Methoden eignen wie auch in Ergänzung dazu.

zum vollen natürlichen Abwehrschutz mit möglichst sanften und »noninvasiven« Mitteln und Methoden;

5. gründliche naturheilkundliche Entgiftung, Beseitigung von belastenden sowie körperfremden Stoffen und Einwirkungen aus dem Körper und Vermeidung solcher Stoffe und Wirkungen in der Umwelt;
6. Überprüfung und ggf. Umstellung der Lebensweise, einschließlich der Ernährungs- und Bewegungsgewohnheiten, bewusster Umgang mit der Umwelt, um zukünftige Gesundheitsbelastungen zu vermeiden;
7. das Bewusstsein, dass es die Kinder sind, die unsere Zukunft bedeuten!

Natürliche Komplementär-Medizin für die moderne Umwelt

»Der ist ein Arzt, der das Unsichtbare weiß,
das keinen Namen hat,
keine Materie und doch seine Wirkung.«
Paracelsus

Typische umweltbedingte Krankheiten

Auf Anhieb fallen sicher jedem typische, eindeutig und nur durch Umwelteinwirkungen verursachte Krankheiten ein: die Missbildungen nach Thalidomideinnahme (Contergan) durch Schwangere, die chemischen Vergiftungen und Verätzungen nach der Katastrophe von Bhopal, die Dioxinschäden nach Seveso, die schweren Strahlenschädigungen eines Großteils der Bevölkerung rund um Tschernobyl und andere Atomkraftwerke. Meldungen über Salmonellenvergiftungen, BSE oder Sars aus Ländern und Orten, in denen auf Lebensmittelhygiene nicht genügend geachtet wird, die Cholera-Pandemie aus Südamerika (die auf unhygienische Wasserversorgungs- und Klärsysteme zurückzuführen ist), Warnungen über eine steigende Hautkrebsrate aufgrund der Abnahme der natürlichen Ozonschicht in der Stratosphäre – und, und, und.

Das alles sind zweifellos schwer wiegende Wirkungen von durch Menschen verursachte Umweltschädigungen, die sich in großen Katastrophenereignissen entladen und allzu oft sogar unmittelbare Todesfolgen haben. Unsere Industriegesellschaft bringt ihre eigenen Krankheiten hervor. Nicht weniger gefährlich sind allerdings die schleichenden, nicht so sichtbaren und spürbaren ständigen Beeinträchtigungen und Belastungen durch die inzwischen unüberschaubare Vielfalt von zahllosen chemischen, physikalischen, biologischen, energetischen und psychosozialen Umweltfaktoren, die unsere Gesundheit angreifen.

Das Problem liegt dabei oftmals weniger in einer einzigen Ursache für eine einzige bestimmte Gesundheitsbeschwerde als vielmehr im komplexen Zusammenwirken von verschiedenen Faktoren. Sie führen meist zu einem ebenso komplexen Beschwerdebild und können als »einzelne Übeltäter« oft genug gar nicht ohne weiteres identifiziert werden. Bei der Ursachenforschung kommt man mit herkömmlichen Diagnosemethoden auf der Grundlage eines mechanistischen Menschenbildes dann vielleicht zur Identifizierung jenes Tropfens, der das Fass überlaufen ließ, aber nicht zu den Faktoren, die das Gefäß von Anfang an stetig weiter angefüllt haben.

Das Bild vom Fass, das praktisch voll ist und bereits bei nur einem Tropfen mehr überläuft, beschreibt recht anschaulich und genau, wie Umweltprobleme zu Umweltkrankheiten führen können. Anders ausgedrückt, ist es die Summe der vielen verschiedenen Einflüsse, die auf komplexe und meist bis heute noch nicht wirklich naturwissenschaftlich erforschte Weise zusammenwirken und die unsere Gesundheit belasten!

Ein »Wermutstropfen« für Menschen, die noch hoffen, dass man mit den rechten naturwissenschaftlich-materiellen Methoden schon alles »in den Griff« bekommen werde, ist, dass die Zahl der Umweltgifte, Medikamenteninhaltsstoffe, Nahrungsmittelzusätze, Hilfsstoffe und möglicherweise der Genmanipulationen derzeit noch total unüberschaubar ist. Und diese Unbekannte wächst ständig an. Es gibt keinen Menschen und keine Institution, die noch überblicken, mit wie vielen Stoffen wir belastet sind. Niemand weiß, wie all diese Stoffe untereinander und miteinander wirken. Es gibt

niemanden, der auch nur annähernd weiß, wie wir die Umweltbelastungen »auf konventionelle Weise« wieder einigermaßen in den Griff bekommen könnten.
Der völlig andere Ansatz der Natürlichen Umwelt-Medizin besteht darin – siehe die oben angeführten sieben Ziele –, vom Bewusstsein des Menschen auszugehen. Darauf aufbauend, nicht auf materialistisch erklärten Einzelfacetten, entwickelt die Natürliche Umwelt-Medizin ein *ganzheitliches* Gesundheitsprogramm, dessen Fundament eine wache, klare und harmonische Lebenseinstellung und Lebensführung ist. Hier liegt ein geistiges Menschenbild zugrunde, das es erlaubt, dass wir Menschen unser Wohlbefinden nicht unter »Maschinensicht« sehen, sondern als lebendiges, durchgeistigtes Ganzes, das auch auf mehr oder weniger unbekannte Belastungen geistig reagieren kann, mit höheren, intuitiven und spirituellen Kräften.

Praxisbeispiel

Ein wirklich repräsentatives Beispiel, wie ich es mit Patienten in meiner Naturheilpraxis immer wieder erlebe, sieht etwa so aus: Der/die Patient(in) ernährt sich von Kindesbeinen an mit Fleisch, auch Schweinefleisch, raucht und trinkt gelegentlich Alkohol, gern Kaffee, aber kaum klares Wasser. Er/sie hat Angst um die Arbeitsstelle. Dies alles zusammen belastet das Immunsystem durch Giftstoffe und Übersäuerung seit langem.
Beruflich steht der Patient unter großem Anforderungsstress, privat hat sich die Partnerschaftsbeziehung verflacht. Beides führt zu psychosozialen Belastungen, welche die Lebensfreude mindern und die Abwehrkräfte schwächen.
Der Patient hat seit langem wegen immer wieder auftretenden Herz-Kreislauf-Beschwerden, Schilddrüsenfunk-

tionsschwankungen und Atembeschwerden Hilfe bei Medikamenten und gelegentlichen Kuren gesucht, also bei oberflächlichen »Reparaturmaßnahmen«. Nach kurzzeitiger Besserung hat er das Gefühl, dass die »Mühle« von Unwohlsein, Konzentrationsschwäche und nervösen Reaktionen umso intensiver wird.

Zur Krankheitsgeschichte gehören neben den üblichen Impfungen im Kindesalter gelegentliche Behandlungen mit Antibiotika bei Infektionen und Cortisongaben nach einer Sportverletzung vor einigen Jahren.

Bei Frauen liegen oft die langjährige Einnahme der Pille oder Wirkungen von Fremdmetallen in der Spirale vor sowie verordnete Hormonbehandlungen.

Das Gebiss ist teils mit goldenen Inlays und Brücken saniert, teils existieren noch alte Amalgamfüllungen. So fließen im Mund immer Kriechströme, welche die Gesundheit zusätzlich unterminieren.

Seit dem Umzug in eine größere Wohnung klagt der Patient über eine unerklärliche Verschlechterung des allgemeinen Gesundheitszustands. Dabei fällt eine leichte Schwellung der Lymphknoten auf, vor allem hinter den Ohren, unter den Achseln sowie in den Leisten.

Ob sich die Schlafstelle auf einer Reizzone befindet, ob vom Fernseher, elektronischem Kinderspielzeug, Anrufbeantworter, Mobiltelefon oder Computerbildschirm im Büro Strahlungsbelastungen ausgehen, wurde vorher noch nie geprüft. Die Prüfung ergibt dann, dass neue, zusätzliche Strahlenbelastungen das über längere Zeit hindurch angesammelte gefährliche Potenzial umweltbedingter Gesundheitsangriffe zum Überlaufen bringt.

Mit einem rein »schulmedizinischen« Ansatz kommen die Patienten an dieser Stelle oft nicht weiter, weil hier zwar an den Symptomen kuriert wird, das Grundproblem –

eine langjährig nachlässige bis riskante physische Lebensweise, eine besondere psychische Belastung, immer wiederkehrende und womöglich zunehmende Belastungen der Gesundheit durch Umweltfaktoren und akute Strahlenbelastungen als Auslöser einer plötzlichen Verschlimmerung – in seiner komplexen Ganzheit aber weder erkannt noch ganzheitlich behandelt wird. Der Patient hört auf seine Frau (oder die Patientin hört auf eine Freundin) und will, parallel zur üblichen ärztlichen Betreuung, nun auch einmal die Naturheilkunde »ausprobieren«.

Was soll, was kann die seriöse Naturheilkunde bieten? Ein Patentrezept oder eine »Schnellkur« gibt es auch hier nicht, stattdessen ein umfassendes Gesundheitsprogramm, das viele Maßnahmen miteinander verbindet:

- die Umstellung der Lebenseinstellung und -führung einschließlich einer Ernährungsänderung,
- naturheilkundliche Behandlung mit natürlichen Mitteln,
- eine Kombination von Entgiftungs-, Ausleit- und Bewegungstherapien und
- die Beseitigung von Fremdmetallen im Körper, die Beendigung unnötiger Hormoneinnahme sowie die Sanierung der Strahlenquellen so weit wie möglich.

Folgende Beschwerden und Krankheitsbilder haben nach der Erfahrung in der Naturheilpraxis immer auch entscheidende umweltbedingte Ursachen:

- Krebs und andere Tumoren,
- geschwollene Lymphknoten,
- Leukämie, Anämie,
- Allergien,

- Schilddrüsenfehlfunktionen,
- Allergien, Ekzeme, Hautprobleme,
- Atemprobleme, Asthma, »Pseudo-Krupp«,
- Kopfschmerzen,
- Halsentzündungen,
- Übelkeit, Magenbeschwerden,
- Müdigkeit, Leistungsabfall,
- Depressionen,
- »Frauenleiden«,
- Fehlgeburten, Unfruchtbarkeit,
- Herz- und Kreislaufbeschwerden,
- Knochen-, Gelenk- und Rückenbeschwerden,
- Konzentrationsschwäche, gesteigerte Unruhe,
- fast alle chronischen Krankheiten, z.B. Rheuma und Arthrose, sowie
- das Wundsein von Babys in bestimmten Windeln.

Ausdrücklich ausgenommen sind Gesundheitsschäden, die durch Unfälle verursacht wurden, sowie genetisch (erblich) bedingte Krankheiten, die in der Generation vorher allerdings sehr wohl durch die Lebensweise und bestimmte Umwelteinflüsse entstanden sein können.
In der Fachwelt wird diskutiert, ob nicht auch Aids zu den umwelt- und verhaltensbedingten Krankheiten gezählt werden muss – weil das Immunsystem bestimmter »Risikogruppen« mit gewissen Verhaltensweisen eben nicht nur durch ein Virus angreifbar wird, sondern bereits lange zuvor durch die Lebensführung und auch durch wesentliche Umweltbelastungen permanent geschwächt worden ist.

Grundlagen der Natürlichen Umwelt-Medizin

Der walisische Arzt Dr. Edward Bach (1886–1936), der zunächst als »ganz normaler Schulmediziner« gearbeitet hatte, bis er zur Homöopathie, zur Nosodentherapie und dann zur Entdeckung und Entwicklung der Bach-Blüten fand, hat zu diesem Thema einmal etwas gesagt, was auch heute, nach mehr als siebzig Jahren, nichts von seiner Gültigkeit verloren hat (nach *The Twelve Healers*, Übersetzung Wulfing von Rohr):

> »Der Hauptgrund für das Versagen der modernen Medizinwissenschaft liegt darin, dass sie sich mit Ergebnissen beschäftigt und nicht mit Ursachen. Krankheit wird niemals mit den gegenwärtigen materialistischen Methoden kuriert oder ausgerottet, aus dem einfachen Grund, weil Krankheit ihrem Ursprung nach nicht materiell ist. Was wir als Krankheit kennen, ist ein im Körper produziertes Endergebnis, das Endprodukt tief greifender und langfristig wirkender Kräfte. Und selbst falls materielle Behandlung anscheinend erfolgreich ist, ist dies nicht mehr als eine vorübergehende Linderung, es sei denn, dass die wahre Ursache beseitigt wurde. Der moderne Trend der medizinischen Wissenschaft hat – indem die wahre Natur von Krankheit falsch interpretiert und sie in materialistischen Kategorien im Körper konzentriert wird – deren Macht enorm verstärkt. Zunächst, indem die Gedanken der Menschen von der wahren Ursache von Krankheit abgelenkt wurden und damit auch von der wirksamen Methode der Behandlung, zweitens, indem Krankheit im Körper lokalisiert und damit wahre Hoffnung auf Wiederherstellung verdunkelt und ein mächtiger Krankheits-Angstkomplex gezüchtet wurde, der niemals hätte bestehen dürfen. Krankheit ist ihrem Wesen nach das Resultat eines Konflikts zwischen Seele und Gemüt und wird niemals ausgerottet werden, außer durch spirituelle und geistige Bemühung.«

Die Natürliche Komplementär-Medizin geht davon aus, dass der Mensch eine Ganzheit und Gesamtheit von Körper, Geist und Seele ist. Krankheit ist nicht das Ergebnis einer isolierten Fehlfunktion von einzelnen Organen, Gliedmaßen oder Körperteilen, sondern ein ebenfalls ganzheitlich verursachtes Geschehen. Deshalb dürfen auch Diagnose und Therapie den Menschen nicht »zerteilen« und einzelne Organe, Gliedmaßen, Körperteile und Körperfunktionen isoliert untersuchen und behandeln.
Stattdessen muss ein Krankheitsgeschehen im Zusammenhang mit dem ganzen Menschen gesehen werden, also als körperliche wie als seelische und geistige sowie eben auch als umweltbedingte Erscheinung.

Praktische Beispiele

- Ein Säugling hustet ständig und wird mit Hustensaft und Schleimlösungsmitteln behandelt. Es wird aber übersehen, dass die Ursache die Formaldehydausdünstung der Kinderzimmermöbel ist.
- Ein Patient leidet unter ständigen Ellbogenschmerzen, an denen herumtherapiert wird – der Zusammenhang mit einem Krankheitsherd an einem Zahn wird nicht erkannt.

Natürlich dürfen auch innerhalb einer körperbezogenen Diagnose und Therapie die einzelnen Organe und Körperteile nicht isoliert von anderen betrachtet werden, wie es heute leider immer noch passiert.
Die Natürliche Komplementär-Medizin verbindet auf überzeugende Weise drei grundlegende Heilansätze, nämlich:

1. Methoden aus der teilweise jahrtausendealten Erfahrungsheilkunde mit natürlichen Diagnosetechniken, Heil-

mitteln und Behandlungsmethoden, auch untereinander wirksam kombiniert,
2. wissenschaftlich-experimentelle Medizin und ihre neuen, detaillierten Erkenntnisse über Aufbau, Funktion und Krankheitsgeschehen des Menschen sowie ihrer Methoden und Medikamente, soweit sie sinnvoll sind, und
3. ein geistiges Welt- und Menschenbild, in dem wir uns bemühen, aus der Fülle des menschlichen Wissens und der menschlichen Erfahrungen keine Gegensätze aufzubauen, sondern das jeweils Beste für die Gesundheit herauszufinden und dabei im Auge zu behalten, dass der Mensch einen Körper hat und Bewusstsein ist.

Dieser harmonische Dreiklang von naturgemäßer kombinierter Erfahrungsheilkunde, wissenschaftlichen Forschungsergebnissen und Spiritualität bestimmt auch die Natürliche Umwelt-Medizin.

Übersäuerung

Übersäuerung ist die wichtigste Ursache, der Auslöser und Einzelfaktor für Krankheiten und besonders für Umweltkrankheiten und die damit verbundene Stoffwechselträgheit. Krank wird man nur, wenn der Körper »sauer« ist. »Nichts ist saurer als der Tod«, lautet denn auch eine bekannte Einsicht aus der Naturmedizin.
In die jeweiligen Körperzonen strömen laufend saure und basische Säfte und Informationen und halten dort den herrschenden pH-Wert aufrecht. Die Überschüsse werden normalerweise chemisch umgebaut, abgepuffert oder ausgeschieden. Hier entsteht nun das Problem: Unvollständig

abgelaufene Stoffwechselvorgänge haben immer einen erhöhten Säurewert zur Folge!
Säure im Körper wird erzeugt durch (Sie werden sich bei einigen der Ursachen vermutlich wundern):

- unharmonische Gedanken und Gefühle,
- falsche Ernährung, Alkohol, Süßigkeiten, tierisches Eiweiß,
- Medikamente (meist Salizylsäure),
- zu viele Proteine aus Molkereiprodukten wie Joghurt, Käse, Vollmilch, die im Erwachsenenalter genossen werden,
- Bewegungsmangel,
- mangelnde Nierenausscheidung oder mangelnde Leberentgiftung,
- geopathische und elektromagnetische Strahlenbelastungen (Elektrosmog) und durch
- mangelhafte Sauerstoffversorgung der Zellen aufgrund von Rauchen oder infolge eines schwachen Kreislaufs.

Sobald wir nicht nur rational erkannt, sondern auch gemüthaft aufgenommen haben, dass die Übersäuerung Gesundheitsfeind Nummer eins ist, werden wir wie von selbst auf immer neue, kreative Weise in unserem Alltag darauf kommen, wie wir Übersäuerung wirklich vermeiden. Immer wieder werde ich auch in den folgenden Kapiteln auf das Thema Übersäuerung des Körpers eingehen.
Blut ist bekanntlich der Träger der lebensnotwendigen Nährstoffe und der ebenso wesentlichen Sauerstoffversorgung für alle Organe und Milliarden von Zellen. Durch Umweltbelastungen der Luft, des Wassers und unserer Nahrung sowie unserer selbst gewählten Lebensweise entsteht ein Mangel an lebendigen Nährstoffen und reichlichem reinen Sauerstoff für unser Blut. Das führt zwangsläufig – neben allen möglichen anderen unerwünschten

Folgen – zur Übersäuerung des Bluts und damit des ganzen Organismus.
Am einfachsten lassen sich etwa 90 Prozent der Übersäuerungsgefahren vermeiden, wenn wir:

- harmonische Gedanken und Gefühle hegen,
- uns vollwertig ernähren und Alkohol, Süßigkeiten und tierisches Eiweiß weitgehend meiden sowie denaturierte Nahrungsmittel ohne Lebenskraft durch echte *Lebens*mittel ersetzen,
- geopathische und elektromagnetische Umweltstörungen vermeiden bzw. ausschalten,
- noch vorhandenes Amalgam in den Zähnen sanieren,
- für eine gute Versorgung der Zellen mit Sauerstoff sorgen,
- uns viel in guter Luft aufhalten und richtig und natürlich atmen,
- genügend Vitamin E zu uns nehmen (es kommt natürlich vor in kaltgepressten Pflanzenölen, sonnengereiften Nüssen, Vollkornprodukten und Gemüse, es ist auch in Kapseln als Nachtkerzenöl und Johannisbeerensamenöl erhältlich – im Reformhaus, im Kräuterhaus oder in der Apotheke).

Dass die Übersäuerung nicht nur für uns kleine menschliche Wesen, sondern auch für das große Wesen Erde zur schlimmsten Einzelursache des bedrohlichen Umweltkollapses geworden ist, wissen wir inzwischen. Der »saure Regen« ist dafür der bekannteste, nicht aber der einzige Beleg.

Diagnosemethoden

Zu den Diagnosemethoden der Natürlichen Komplementär-Medizin und damit der Natürlichen Umwelt-Medizin gehören:

- die exakte Anamnese (Vorgeschichte) und Untersuchung der Erkrankung,
- das genaue Erfassen von Beschwerden und Symptomen,
- die gründliche homöopathische Repertorisierung (die individuelle Wahl des richtigen Mittels) nach den bewährten, aber auch komplexen Grundsätzen von Samuel Hahnemann,
- die psychosomatische Farbdiagnose,
- die Irisdiagnose (Augendiagnose auffälliger Merkmale),
- die Antlitzdiagnose,
- die medizinische Nageldiagnose (z.B. nach Ernst Issberner-Haldane),
- die Labordiagnostik (Blut, Harn, Stuhl),
- die Haaranalyse,
- die bioelektronische Funktionsdiagnose zur Auffindung von Störfaktoren, Giften und Allergenen,
- die angewandte Kinesiologie (Muskelfunktionstests),
- die Kirlianfotografie (Auswertung von Hochfrequenz-Strahlenbildern),
- der kombinierte Bach-Blüten-Farbkartentest,
- der Farbkartentest,
- die Pulsdiagnose.

Besonders geschulte, sensitive Behandler(innen) benutzen statt elektronischer Messgeräte Rute oder Pendel.
Bei Verdacht auf elektromagnetische Belastungen kommt als wichtige Diagnosemethode eine seriöse radiästhetische

Untersuchung von Wohn-, Schlaf- und Arbeitsplatz hinzu (also eine Messung mit Geräten und/oder Ruten auf Strahlenbelastungen).
Der »normale Allergietest«, bei dem geringe Mengen des verdächtigen Stoffs auf der Haut appliziert werden, um rötliche Quaddelbildungen zu beobachten, ist noch keine Therapie und auch leider nicht genügend als Ursachenforschung zu betrachten (siehe auch das Kapitel »Allergien«).

Heilmethoden

Der ganzheitliche Ansatz der Natürlichen Komplementär-Medizin bleibt im Bereich der Umwelt-Medizin genauso gültig wie in anderen Anwendungsgebieten. Zu den wesentlichen Heilmethoden zählen:

- Homöopathie (echte Homöopathie nach Samuel Hahnemann und Nosoden),
- Pflanzenheilkunde (Phytotherapie),
- Ausleitverfahren (inklusive Entgiftung),
- Darmreinigung und -sanierung,
- Neuraltherapie nach Dr. Huneke,
- Eigenbluttherapie,
- Eigenurintherapie,
- Biochemie (Lebens- bzw. Zellsalztherapie),
- Heilfasten (inklusive Entgiftung),
- Sauerstoff- und Atemtherapie (Ozontherapie),
- Licht- und Farbtherapie (inklusive Sonnenbädern),
- Akupunktur (auch Akupressur und Farbakupunktur),
- Reflexzonentherapie (inklusive Fußreflexzonentherapie),
- Hydrotherapie (Wasserheilverfahren),

- Enzymtherapie,
- Thymustherapien,
- Ernährung als Therapie,
- Ayurveda,
- Bewegungstherapien (inklusive Alta Major, Rolfing, Gymnastik, Walking),
- Osteopathie (einschließlich angewandter Kinesiologie),
- Chiropraktik,
- Massagetherapien, Bürsten, Physiotherapie
- Klimaveränderung, Ortswechsel,
- Sanierung elektromagnetischer und geopathischer Störungen,
- Zahnsanierung und Ersatz von Amalgam,
- Umstellung der Lebensweise (Wohn- und Arbeitsplatz),
- Meditation.

Was diese Heilmethoden bedeuten und wie sie funktionieren, wird in den folgenden Abschnitten erläutert. Außerdem wird angegeben, ob sie sich zur Selbstbehandlung eignen. Mehrere dieser Methoden werden in der Natürlichen Komplementär-Medizin fast immer sich wechselseitig ergänzend angewandt, eben »komplementär«. Eine »monokausale Somatik« und »Panacea«, d.h. das Vorliegen einer einzigen körperlichen Krankheitsursache und die Existenz eines einzigen Allein- und Allheilmittels, wie sie manche Heilsprediger propagieren, sowohl in der »Schulmedizin« wie auch z.B. im Bereich der Bach-Blüten-Therapie, haben sich in der medizinischen Alltagspraxis bislang noch nie als wirklich existent erwiesen. Es ist ja gerade das Kennzeichen unserer modernen, enorm verflochtenen Welt, dass auch das Leben des Einzelnen von ungeheuer vielen Faktoren beeinflusst wird.

Homöopathie

Teilweise zur Selbstbehandlung geeignet.

Der Begründer oder besser Entdecker der Homöopathie war der Leipziger Arzt Dr. Samuel Hahnemann (1755–1843). Er veröffentlichte im Jahre 1796 die Grundlagen der Homöopathie in seinem klassischen Werk *Organon der Heilkunst.* Hahnemann formulierte darin den Kernsatz: »Similia similibus curentur« – »Ähnliches werde durch Ähnliches geheilt« (griechisch *homoiopátheia* = »ähnliches Verhalten, ähnliche Empfindlichkeit für etwas«).

Er fand heraus, dass ein Medikament, welches bei einem Gesunden bestimmte Symptome hervorrufen kann, einen Kranken mit ähnlicher Symptomatik zu heilen vermag – wenn es homöopathisch »potenziert« wurde (unten wird erklärt, was das heißt). Anders ausgedrückt: Krankheiten lassen sich mit geringsten Mengen oder sogar nur mit der »Schwingung« oder »Information« jener natürlichen Substanz heilen, die in höherer Dosierung das entsprechende Krankheitsbild auslösen würde.

Sein erstes homöopathisches Mittel war China, das er an sich selbst ausprobierte. Er stellte fest, dass die Chinarinde bei ihm Symptome wie bei Malaria hervorbrachte. Wenn einem Malariakranken eine Dosis homöopathisches »China« verabreicht wird, kann er dadurch geheilt werden.

Ein anderes Beispiel: Durch zu viel Kaffeegenuss werden Sie überdreht und können nicht einschlafen. Coffea als homöopathisches Mittel kann diesen Zustand heilen.

Wir haben es also mit einer Umkehrwirkung zu tun von Mitteln, die als homöopathisch potenzierte Medikamente genau entgegengesetzt wirken, wie sie es als ursprüngliche Substanzen tun.

Homöopathische »Potenzierung« oder »Verschüttelung« heißt, dass die Ursubstanz immer weiter verdünnt und dabei mit dem Trägermedium – z. B. Wasser oder Alkohol – »verschüttelt« wird. Ein französisches Forscherteam fand vor einigen Jahren heraus, dass die Wirkung – selbst wenn kein einziges materielles Teilchen der ursprünglichen Substanz mehr im Mittel vorhanden ist – darauf beruht, dass durch die Verschüttelung die »Information«, die Schwingung der Ursubstanz auf das Trägermedium übertragen wird. Eine Verdünnung, allerdings ohne gleichzeitige Verschüttelung, geschieht ja ebenfalls bei der Sonnenschein- bzw. Sonnentaumethode der klassischen Bach-Blüten-Zubereitung.

Praxisbeispiel

Kochsalz z. B. ist ein Bestandteil der täglichen Nahrung. Niemand würde auf die Idee kommen, es als Heilmittel zu betrachten, höchstens bei Salzmangel. Kochsalz aber, das 200-mal im Verhältnis 1 zu 100 homöopathisch verdünnt und nach jedem Verdünnungsschritt entsprechend geschüttelt wurde, ergibt das homöopathische Natrium muriaticum C200.

Falls nun ein Gesunder dieses homöopathische Mittel bekommt, zeigen sich folgende Symptome: starke Trockenheit der Schleimhäute, oft Erschöpfung und große Müdigkeit, unbegründetes Tränen der Augen und Schnupfen.

Wenn jedoch ein Kranker genau die gleichen Symptome hat – die bei ihm aber ausgelöst wurden hauptsächlich durch Ärger, Angst und Kummer – und sich diese Symptome bereits »verfestigt« haben (stark vereinfacht ausgedrückt), dann braucht er das homöopathische Mittel Natrium muriaticum.

Die Homöopathie ist ein wesentliches Fundament der Naturheilkunde. Sie ist in der Natürlichem Komplementär-Medizin und damit auch für die Natürliche Umwelt-Medizin eine der wichtigsten Säulen für die Heilbehandlung. Homöopathie wirkt auf der »Informationsebene« des Organismus: »Falsche« (= krank machende) Informationen werden gelöscht; »richtige« (= gesund machende) Informationen werden neu gesetzt bzw. wieder zugänglich gemacht.

Es ist nicht möglich, die Prinzipien der Homöopathie in diesem Rahmen ausführlich zu beschreiben. Noch weniger wäre es möglich, die Kunst der sachkundigen und einfühlsamen Repertorisierung (Wahl des individuell richtigen Mittels) auch nur andeutungsweise angemessen darzustellen. Dazu ist – und das übersehen so manche in Schnellkursen zur Fortbildung in »Naturheilverfahren und Homöopathie« ernannte Behandler geflissentlich – ein mehrjähriges, meist mindestens dreijähriges Studium und eine wirklich langjährige Praxis notwendig.

Nosoden

Selten zur Selbstbehandlung geeignet.

Die Nosodentherapie ist eine Form von Homöopathie. Sie verdient aber, besonders erwähnt zu werden. Hier gilt nicht: »Ähnliches werde durch Ähnliches geheilt«, sondern: »Gleiches wird durch Gleiches geheilt« (griechisch *nósos* = »Krankheit«). In der Fachsprache würde man die Nosoden- als »Iso-Therapie« bezeichnen (griechisch *ísos* = »gleich, ähnlich«).

Nosoden sind homöopathisch potenzierte Arzneimittel, die aus ursprünglich eindeutig giftigen, krank machenden bzw. krankhaften Materialien (einschließlich Körperstoffen) hergestellt werden, um bei entsprechenden Krankheiten als Heilmittel zu wirken. In der Umweltmedizin kommen z.B. Nosoden von Formaldehyd, von Cortison oder von PCP infrage. Die homöopathisch potenzierte Nosoden-Information wirkt, wenn das Mittel zutreffend gewählt wurde, wie ein Spiegelbild der Fehlinformation im Organismus und löscht diese aus, wenn sie ihr »gegenübergestellt« wird.

Pflanzenheilkunde (Phytotherapie)

Teilweise zur Selbstbehandlung geeignet.

Die Pflanzenheilkunde ist die Lehre von der medizinischen Anwendung von Heilpflanzen einschließlich Heilkräutern und Blüten sowie Pflanzenteilen, etwa Blättern, Wurzeln, Rinde, Beeren etc. (z.B. für Tees), in getrocknetem oder besonders aufbereitetem Zustand oder in Form von isolierten pflanzlichen Inhaltsstoffen.

Zu den Aufbereitungen zählen Extraktionen mit Wasser oder Alkohol, Aufgüsse, Pflanzensaftkonzentrate als Tinkturen oder Säfte, Trockenextrakte, Salben, Emulsionen und Gele mit pflanzlichen Wirkstoffen und viele andere mehr.

Die Phytotherapie wird sowohl innerlich wie auch äußerlich angewandt (griechisch *phytón* = »Pflanze«). Pflanzlich gewonnene Heilmittel wirken vor allem physisch-materiell aufgrund ihrer Inhaltsstoffe, manche indes auch feinstofflich infolge ihrer eigenen »Wesensschwingung« (z.B. die Bach-Blüten).

Pflanzenmittel können je nach Art heilend und schmerzlindernd sein; manche helfen, den Organismus zu entgiften (z.B. Löwenzahn), andere stimulieren die Selbstreinigungskräfte und das Immunsystem des Körpers.

Pflanzliche Heilstoffe geben notwendige Mineralien ab und halten den lebenswichtigen Kalkstoffwechsel stabil.

In der Umweltmedizin bedienen wir uns des reichhaltigen Erfahrungsschatzes der Pflanzenheilkunde insbesondere zur Blutreinigung und zur generellen Regulierung des Säftehaushalts. Wenn das Blut belastet ist, die Lymphe ver-

schlackt und die Zwischenzellflüssigkeit nicht mehr rein ist, wird der Mensch krank. Wenn uns die Körpersäfte krank machen, besteht sogar Lebensgefahr.
Sowohl Umweltbelastungen als auch eine ungesunde Lebensweise und sogar eine falsche Einstellung zum Leben können unsere Körpersäfte verunreinigen. Der Einsatz von pflanzlichen Heilmitteln gehört dann immer mit zu den ersten Therapieschritten. Pflanzen tragen darüber hinaus am meisten zur allgemeinen psychosomatischen Harmonisierung des Menschen bei.

Ausleitverfahren (inklusive Entgiftung)

Teilweise zur Selbstbehandlung geeignet.

Zu den so genannten Ausleitverfahren zählt man in der Naturheilkunde alle solche Therapien, bei denen Giftstoffe und Schlacken gelöst und über Körperöffnungen ausgeschwemmt bzw. ausgeleitet werden. Der gesunde Organismus scheidet Schlacken und Giftstoffe »automatisch« durch die Tätigkeit von Nieren, Leber und Darm über After und Blase aus sowie durch die Funktion der Haut als »Schwitzorgan« über die Poren. Dazu kommen Auswurf aus den Bronchien über Nase und Mund (Schnupfen, Abhusten) oder Erbrechen.
Die Entgiftung ist nicht nur bei angesammelten Umweltschlacken notwendig, sondern auch bei nicht richtig auskurierten Krankheiten und/oder beim Vorhandensein von Resten allopathisch-pharmazeutischer Medikamente (z.B. nach einer Cortison- oder Hormonbehandlung).
Klassische Ausleitverfahren über die Haut sind Schröpfen, Baunscheidt und das Anlegen von Canthariden-Pflastern. Bei den ersten beiden Therapien wird die Haut durch physische Stimulierung zur intensiven lokalen Entgiftung angeregt. Beim Canthariden-Pflaster bewirkt ein starkes Pflan-

zenmittel (»Spanische Fliege«) die Bildung einer Hautblase, über die Giftstoffe herausgezogen werden. Auch Aderlass und das Ansetzen von Blutegeln gehört zu den Ausleitverfahren. Alle diese Methoden sind *nicht* zur Selbstbehandlung geeignet (!), jedoch pflanzliche Tinkturen oder Tees (siehe Anhang).

In unserer althergebrachten Erfahrungsheilkunde ebenso wie in der indischen Ayurveda-Medizin bedient man sich auch des absichtlich herbeigeführten Erbrechens zur Entgiftung bzw. inneren Reinigung des Körpers (Purgation).

Trinkkuren regen die Funktionstüchtigkeit und die Entgiftungstätigkeit der Nieren an; Einläufe entlasten den Darm. Fastenkuren (siehe auch »Heilfasten«) könnte man im weiteren Sinne ebenfalls zu den Ausleitverfahren und Entgiftungskuren rechnen.

Ausleitverfahren haben im Rahmen der natürlichen Umwelt-Medizin die wichtige Funktion, bereits teilweise jahre- und jahrzehntealte im Körper vorhandene Gifte und Schlacken zu lösen und abzuführen und damit den Organismus wesentlich zu entlasten, damit eine echte Regeneration überhaupt erst beginnen kann. Ausleitverfahren verbessern die Blutbeschaffenheit, den Sauerstofftransport über das Blut und die Sauerstoff- und Nährstoffversorgung der Zellen. Im Zusammenwirken mit einer vernünftigen Ernährung wirken sie der weit verbreiteten Übersäuerung des Organismus entgegen.

Darmreinigung und -sanierung

Zur Selbstbehandlung geeignet.

Die Darmsanierung, also die Befreiung des Darms von Altschlacken, Giftstoffen und Stoffwechselresten, gilt als eine besonders wichtige Voraussetzung zur Gesundung des ganzen Menschen. »Der Tod steckt im Darm«, lautet ein altbekannter Spruch.

Die schon angesprochene Übersäuerung des Organismus führt im Darm zu Gärungsprozessen, zu Fäulnis, zu Blähungen, zur Entstehung von Fäulniserregern und zur unvollständigen Ausscheidung und Ablagerung von Spaltprodukten in Darmtaschen bzw. -fältchen. Dadurch wird die gesunde Symbiose, also das Zusammenleben und Zusammenspiel der natürlichen Darmbakterien, in eine Unordnung gebracht, die mittel- und langfristig krank machend wirkt.

Als Erstes bedarf es der Entschlackung und Entgiftung, also des »Wegräumens« der alten Ablagerungen. Das erfolgt durch vermehrte und verstärkte Ausscheidung über Darm, Blase und Haut im Rahmen von speziellen Fastenkuren, Bewegungstherapien und der begleitenden Unterstützung durch naturheilkundliche, meist pflanzliche, Ausleitverfahren (siehe dort).

Als mechanische Hilfe haben auch Einläufe ihren Platz; im Rahmen der F.-X.-Mayr-Kur wird dabei eine Berieselung des Darms mit einer bestimmten Glaubersalzlösung vorgenommen. Pflanzliche Quellmittel bzw. quellende Faserstoffe (Flohsamenschalen) bringen zusätzlich gute Erfolge im Rahmen von besonderen Trinkkuren (in den USA nimmt man dazu Psyllium).

Die Darmsanierung, auch als »Symbioselenkung« bekannt, hat erst dann Sinn, wenn zuvor eine gründliche körperliche Darmreinigung erfolgt ist. Erst müssen die Darmwände und Darmfältchen von Altlasten befreit sein, bevor die Darmgesundung einsetzen kann. Der Darm gilt in der Naturheilkunde als wichtiges Organ. Es gibt übrigens eine Reflexwirkung zwischen Darmflora und Mund- und Nasenschleimhaut. Wenn der Darm – z. B. durch Zucker oder Alkohol – geschädigt ist, leiden auch die Schleimhäute von Mund, Zunge und Nase entsprechend.

Die Symbioselenkung des Darms hat zum Ziel, die Darmschleimhäute nach der Befreiung der alten Schlacken wieder neu und gesund aufzubauen. Dazu ist der Aufbau einer gesunden, natürlichen Darmflora notwendig. Zur gesunden Darmflora gehört selbstverständlich eine Vielzahl von natürlich vorkommenden Darmbakterien. Eine harmonische Darmflora kann sich erst einstellen und entwickeln, wenn wir Getränke und Lebensmittel bewusst nach ihrem Gesundheitswert auswählen und zu uns nehmen. Bewusste Ernährung ist der Schlüssel zum gesunden Darm (vgl. auch das Buch *Farbtherapie aus der Küche* [siehe Literaturverzeichnis]).

Als pflanzliche Mittel haben sich Bitterstoffe bewährt, z.B. Tinctura amara oder Schwedenbitter, die man aber nur verdünnt zu sich nehmen sollte! Auch die Zufuhr von Abwehrbakterien von außen, z.B. über die Mittel Symbioflor oder Mutaflor, kann sinnvoll sein. Die so genannte Luvos-Heilerde (im Reformhaus erhältlich) hat sich zur Darmsanierung ebenfalls mit guter Wirksamkeit bewährt.

Sie sehen, dass die Darmreinigung und -sanierung eine zentrale Rolle für die Natürliche Umwelt-Medizin spielt. Es gibt kaum eine ernsthafte chronische Erkrankung, die nicht ursächlich auch auf eine stark belastete oder gar zerstörte Darmflora zurückzuführen ist: »Ist der Darm gesund, ist der Mensch gesund!«

Neuraltherapie

Nicht zur Selbstbehandlung geeignet.

Die Neuraltherapie ist eine Heilmethode, bei der durch die gezielte Injektion eines bestimmten Mittels (nämlich eines Lokalanästhetikums, meistens Procain oder Novocain) in ein so genanntes Störfeld das Nervensystem positiv beeinflusst werden soll, um den Verlauf des Krankheitsgeschehens –

meistens nervlich bedingte Schmerzen – günstig zu beeinflussen. Der Arzt Dr. Ferdinand Huneke (1891–1966) hatte entdeckt, dass der Energiefluss des Patienten an Störfeldern und Krankheitsherden (z.B. auch durch Narben, schlechte Zähne, Knochenimplantate) gestört wird und durch die von ihm so genannte Neuraltherapie wieder harmonisiert werden kann.

Eine abgewandelte Form der Neuraltherapie besteht darin, statt des Lokalanästhetikums passende homöopathische oder pflanzliche Mittel zu injizieren. Der deutsch-amerikanische Arzt Dr. Dietrich Klinghardt hat im Rahmen seiner Tätigkeit als Schmerzspezialist und Präsident der amerikanischen Akademie für Neuraltherapie ermutigende Forschungsergebnisse mit Zuckerlösungen als Neuraltherapeutikum zur Injektion gewonnen.

In der Umwelt-Medizin kommt die Neuraltherapie in der einen oder anderen Form z.B. dann zur Anwendung, wenn umweltbelastete oder -geschädigte Organe Schmerzen verursachen. Bei Nierenschmerzen wegen mangelhafter Funktionstüchtigkeit und/oder Überlastung wird man z.B. an den so genannten Nieren-Neuralpunkten injizieren und so andere Behandlungsmaßnahmen unterstützen.

Eigenbluttherapie

Nicht zur Selbstbehandlung geeignet.

Man lässt sich eigenes Blut entnehmen und umgehend wieder injizieren. Dabei dient die Blutentnahme und Rückgabe als Reiz im Rahmen der »Reizkörpertherapie«. Bei allergischen Erkrankungen potenziert man das Eigenblut des Patienten homöopathisch – man »verdünnt« es – und gibt es als Heilmittel oral oder als Injektion. In manchen Therapieformen wird das Eigenblut nach der Entnahme mit Sauerstoff

angereichert, eventuell erwärmt usw., bevor man es wieder injiziert.
Eigenbluttherapie hat sich vor allem bei Rheuma, Hauterkrankungen und Allergien bewährt. Damit ist auch die Anwendung dieser Methode in der natürlichen Umwelt-Medizin bezeichnet. Denn unter den zahlreichen Rheumaursachen, die oft gebündelt vorliegen (ungefähr vierzig sind derzeit bekannt), wie auch als Ursachen für Hauterkrankungen und Allergien spielen Umweltfaktoren fast immer eine wichtige Rolle.

Eigenurintherapie

Teilweise zur Selbstbehandlung geeignet.

Viele glauben, dass eine Therapie mit der Anwendung des eigenen Urins ins finsterste Mittelalter gehört. Doch sehr oft ist es die so genannte letzte Rettung, um die Urkräfte zur Heilung wieder anzuregen. Diese uralte Therapie wurde erst wieder aufgrund des ayurvedischen Einflusses bei uns angewandt, und dies mit großem Erfolg.

Biochemie bzw. Zellsalztherapie

Zur Selbstbehandlung geeignet.

Folgende Kernsätze stammen aus dem Klassiker *Lehrbuch der Biochemie* von Kurt Hickethier (siehe Literaturverzeichnis):

»Durch das Leben der Zelle wird Stoff verbraucht. Geht die Aufnahme der lebenswichtigen Stoffe im angemessenen Verhältnis zum Verbrauch vonstatten, ist die Zelle gesund. Sind sämtliche

Zellen eines Organs gesund, dann ist auch die Harmonie gesichert. Arbeiten sämtliche Organe des menschlichen Körpers reibungslos, befindet sich der Mensch im Zustand der Gesundheit. Die lebende Substanz der Zelle, die Zellflüssigkeit, enthält alle zum Leben der Zelle erforderlichen Stoffe, wie Wasser, Eiweiß, Fett, Kohlenhydrate und Salze. An der Gesamtheit der Bestandteile gemessen, bilden Salze zwar nur einen sehr kleinen Teil der Zellflüssigkeit, aber die im Blute und in den Geweben vertretenen anorganischen Stoffe (Lebens- bzw. Mineralsalze) genügen zur Heilung aller Krankheiten, welche überhaupt heilbar sind.«

Durch die Überbeanspruchung einzelner Organe, besonders des Entgiftungsorgans Leber, die in unserer modernen Umwelt fast ständig und stark überbelastet ist, wird der menschliche Mineralhaushalt einseitig »ausgeraubt«. Die Biochemie nach Dr. Wilhelm Heinrich Schüßler (1821–1898) erlaubt es uns – über die Diagnose der Symptome und die Darstellung der Symptombilder sowie auch über Antlitzdiagnose oder Kinesiologie –, zu den notwendigen Mineralien zu gelangen, die in dieser Therapieform aber nicht als grobstoffliche Substanz gegeben werden, sondern in homöopathisch potenzierter Form.
Magnesium und Kalium, interessanterweise aber auch Natrium (trotz bzw. wegen der salzhaltigen Nahrung, deren Salz vom Organismus aber nicht richtig genutzt werden kann) sowie Kalzium gehören zu den Mangelmineralien in der modernen Welt.

Heilfasten (inklusive Entgiftung)

Teilweise zur Selbstbehandlung geeignet.

Wir muten unserem Stoffwechsel fast immer zu viel zu. Wir essen zu reichlich und falsch, wir trinken ungesunde Getränke, wir rauchen, wir bewegen uns nicht genug. Heilfasten und Fastenkuren sind schon aus der Antike bekannt als eine wichtige und relativ unkomplizierte Möglichkeit, dem Stoffwechsel eine Atempause zu gönnen.

Dadurch, dass sich der Stoffwechsel nicht mit immer neuer Nahrung »herumschlagen« muss, die er aufzuspalten, zu verwerten und abzubauen versucht, kann sich der Organismus – nach einer gewissen Anlaufphase – endlich einmal um die im Körper verbliebenen Schlack- und Reststoffe kümmern, besonders um Ablagerungen in Darmtaschen und -fältchen sowie in den Blutbahnen.

Fastenkuren sind auch für gesunde Menschen eine wirksame Hilfe, um sich ganzheitlich zu regenerieren, die eigenen Abwehrkräfte zu stärken und sich von Grund auf wohler zu fühlen. Sie führen zur Darmsanierung, zur Blutreinigung und zur besseren Sauerstoffversorgung der Zellen – alles für die Gesundheitspflege in der Natürlichen Umwelt-Medizin wichtige Faktoren.

Es gibt nahezu unzählige Fastenkuren, ich kann drei besonders empfehlen: die Buchinger-, die Mayr- und die ayurvedische Kur.

Sauerstoff- und Atemtherapie (Ozontherapie)

Teilweise zur Selbstbehandlung geeignet.

Sauerstofftherapien sind Methoden, bei denen dem Organismus Sauerstoff über die Atemwege oder direkt über die Blutgefäße zugeführt wird.
Professor Manfred von Ardenne (1907–1997) entwickelte die »Sauerstoff-Mehrschritt-Therapie«. Dabei wird gezielt und zeitlich begrenzt Sauerstoff über die Atemwege zugeführt, was zur Verbesserung der Sauerstoffaufnahme und -verwertung im Körpergewebe und zur Erhöhung des Energiestatus des Patienten führt. Die Sauerstoffzufuhr in die Blutgefäße erfolgt über die Ausleitung von Blut aus der Vene in eine Vorrichtung zur Anreicherung des Bluts mit Sauerstoff; unmittelbar nach der Anreicherung wird das Blut in den Blutkreislauf des Patienten zurückgeleitet. Zusätzlich ist es sinnvoll, Ferrum phosphoricum D12 der Biomineralien nach Dr. Schüßler einzunehmen.
Die Atemtherapie zur Vorbeugung und Heilung ist seit der Herausbildung des indischen Yoga-Übungssystems bekannt. An dieser Stelle soll nur so viel dazu gesagt werden: Jede bewusste natürliche »Vollatmung« dient der Versorgung des Organismus mit natürlichem Sauerstoff. Voraussetzung dafür ist eine gute Luft – die man notfalls suchen oder schaffen muss (siehe auch das Kapitel »Unsere Luft«) –, ausreichende tägliche Bewegung, am besten in der frischen Luft, notfalls aber auch als Gymnastik zu Hause, und gegebenenfalls die Wiederentdeckung des natürlichen Atemrhythmus der Vollatmung (Zwerchfell-, Brustkorb- und Flankenatmung).

Licht- und Farbtherapie (inklusive Sonnenbädern)

Zur Selbstbehandlung geeignet.

Die Licht- und Farbtherapie, manchmal auch als »Chromotherapie« bezeichnet, zählt zu den ältesten naturheilkundlichen Heilverfahren. Heute wird sie gern über Licht- und Farbbestrahlung angewandt, vorzugsweise mit Quarzpyramidenfokus. Damit lassen sich eine Vielzahl von Beschwerden, Krankheiten und Gemütszuständen behandeln.

In der Natürlichen Umwelt-Medizin bedient man sich der Farbtherapie z.B., um die Nieren- und Leberfunktionen zu stärken, vor allem mit Gelb, bei Entzündungen auch mit Grün; bei Schwellungen (inklusive Tumoren) kann Blau eine zusätzliche Hilfe zur Heilung darstellen – etc. Die besondere Kombination von Farbtherapie mit der Bach-Blüten-Therapie ist von mir gründlich erforscht und im Rahmen der Natürlichen Komplementär-Medizin vorgestellt worden.

Sonnenbäder sind auch in Zeiten des Ozonlochs und den damit unter Umständen verbundenen Gefahren eine Unterstützung zum natürlichen Erhalt unserer Abwehrkräfte. Hier wird nicht dem stundenlangen »Braten« des Körpers in der Mittagssonne das Wort geredet, sondern einer vernünftigen Weise, dem Körper direkt die Kraft und Schwingung der Sonne zugute kommen zu lassen, besonders in Herbst, Winter und Frühling.

Für die Umwelt-Medizin ist die Licht- und Farbtherapie insofern von Bedeutung, als man Licht und Farbe »rein« und »umweltunbelastet« anzuwenden vermag – während man dies beispielsweise nicht (mehr) bei allen Heilkräutern und -pflanzen voraussetzen kann, weil diese unter Umständen ja auch von der Luftverschmutzung usw. betroffen werden.

Je feinstofflicher und immaterieller das Licht und die Farben sind, desto wirksamer sind sie auf und von höheren geistig-spirituellen Ebenen aus. Die Meditation mit dem inneren Licht, das vom so genannten Dritten Auge wahrgenommen werden kann, ist von außerordentlicher Heilsamkeit, sowohl bei seelischen als auch bei körperlichen Beschwerden. Sie gilt, neben der Meditation mit dem inneren Tonstrom (der »Sphärenmusik«), als die allerhöchste und feinste »Therapie« überhaupt (siehe Anhang)!

Akupunktur
(auch Akupressur und Farblichtakupunktur)

Selten zur Selbstbehandlung geeignet.

Die Akupunktur ist eine alte chinesische Heilmethode. In der Akupunktur sticht man mit Metallnadeln (z. B. aus Stahl, Silber oder Gold; am besten aber mit Einwegnadeln!) an bestimmten Punkten mehr oder weniger tief in die Haut ein. Dadurch werden Energieblockaden an diesen Stellen aufgelöst. Die Akupunktur sieht den Menschen durchzogen von einem komplexen Geflecht von Energiebahnen, so genannten Meridianen, in denen Energie frei fließen soll. Staus und Blockaden in diesen Meridianbahnen führen zu Beschwerden und Krankheit. Die Akupunkturbehandlung löst Blockaden auf und lässt Energien wieder frei strömen.
Die *Ohrakupunktur* (vor allem nach Paul Nogier) ist eine weitere, spezielle Form der Akupunktur.
In der Akupressur wird nicht mit Nadeln gearbeitet, sondern mit dem Druck über Fingerspitzen.
Moxa stellen eine zusätzliche Hilfe dar. Dabei wird Beifußkraut an bzw. über bestimmten Akupunkturpunkten glimmend abgebrannt. Das führt zu einer deutlich spürbaren Verstärkung des Energiepotenzials.
Die *Farbakupunktur*, wie sie z. B. von Peter Mandel auf seine und von der Autorin auf ihre Weise entwickelt wurde, ist

eine Sonderform der Akupunktur (siehe auch »Licht- und Farbtherapie«).
In der Natürlichen Umwelt-Medizin benutzt man Akupunktur oder Akupressur, um z.B. durch Entgiftungsfunktionen überforderte Organe zu entlasten, dort vorhandene Energiestaus aufzulösen bzw. fehlgeleitete Energie in die richtigen Bahnen zu lenken. Man benutzt sie auch, um den allgemeinen Energiefluss anzuregen.

Reflexzonentherapie (inklusive Fußreflexzonentherapie)

Teilweise zur Selbstbehandlung geeignet.

Ähnlich wie in jeder einzelnen Zelle die Informationen bzw. der »Bauplan« des ganzen Körpers enthalten ist, also der »Makrokosmos Mensch« im »Mikrokosmos Zelle« sozusagen gespeichert oder abgebildet wird, so finden wir über den Körper verteilt auch immer wieder Hautoberflächenzonen, die bestimmte Gliedmaßen, Organe usw. widerspiegeln.
Reflexzonen gibt es am ganzen Rücken, an Füßen, Händen, den Ohren, sogar an den Knien. Kniebeschwerden haben fast immer zu tun mit Mandelproblemen oder Zahnherden – egal, ob man sie noch hat oder nicht. Verdauungsprobleme, vor allem Übersäuerung, zeigen sich in Oberfläche und Farbe der Zunge. Schulter- und Ellbogenschmerz können durch Krankheitsherde in den Backenzähnen oder der Gallenblase verursacht sein. Die Nase als Ganzes spiegelt den Zustand des Dickdarms und des Unterleibs wider.
Der Akupunkteur weiß, dass z.B. im Ohr Reflexpunkte für den ganzen Organismus angelegt sind; seit der Fußreflexzonentherapie der amerikanischen Therapeuten und Pioniere William Fitzgerald (1872–1942) und Eunice D. Ingham (1879–1974) wissen wir, dass dies auch für Füße und Hände

gilt. Die deutsche Physiotherapeutin Hanne Marquardt hat die Fußreflexzonentherapie bekanntlich wesentlich weiterentwickelt und ihr als seriöser medizinisch wirkungsvoller Therapie zu großem Ansehen verholfen.
Über spezielle Punkte und Zonen spricht man mit mehr oder weniger intensivem Druck die dazugehörenden Organe und Körperteile an und stimuliert die in ihnen angelegten Selbstheilungskräfte. Oft können durch Reflexzonentherapie zunächst einmal Energieblockaden gelöst werden. Das macht sich für den Patienten nicht etwa nur durch die mitunter heftige Schmerzreaktion am Fuß bemerkbar, sondern durch Wärme, Kribbeln und andere Zeichen von Energiefluss im unmittelbar angesprochenen Körperbereich.
Nicht nur spezielle Reflexzonenmethoden, sondern alle Formen von Massage, besonders natürlich auch die Bindegewebsmassage, sprechen jeweils bestimmte Organe und Körperteile an. Über Blut- und Nervenbahnen werden »Informationen« zwischen den reflektorisch verbundenen Stellen ausgetauscht. Die Irisdiagnose, also die Erkennung von latenten und akuten Beschwerden am Bild der Augen, sowie auch die Kirlianfotografie gehen auf besondere Formen der reflektorischen Zusammenhänge zwischen Körperteilen ein.
Die Chakraarbeit – also die Arbeit mit feinstofflichen Kraftzentren und Schaltstellen zwischen Körper und Seele – gehört im weiteren Sinne ebenfalls zur Reflexzonentherapie. Stichworte dazu sind:

- Das erste Chakra an der Wirbelsäulenbasis entspricht den Ausscheidungsorganen.
- Das zweite Chakra im Unterbauch entspricht den Sexualorganen und den Nieren.
- Ein »Unterchakra« an der Milz entspricht der Aufnahme und Umwandlung der Sonnenkräfte.
- Das dritte Chakra am Solarplexus entspricht Magen, Le-

ber, Bauspeicheldrüse und psychosomatischen Problemen im Emotionalkörper.

- Das vierte Chakra in der Mitte des Brustkorbs entspricht dem Herzen und den Atmungsorganen einschließlich der Bronchien.
- Ein weiteres »Unterchakra« korrespondiert mit der Thymusdrüse, die für das Immunsystem zuständig ist und dem Wachstum von Zellen und Geist entspricht.
- Das fünfte Chakra am Kehlkopf entspricht der Schilddrüse und der Stimme.
- Das sechste Chakra am so genannten Dritten Auge entspricht der Hypophyse, ist aber reflektorisch mit dem zweiten Chakra verbunden. Man wird also z.B. Probleme mit Nieren und/oder Sexualfunktionen nicht nur über das zweite, sondern auch über das sechste Chakra behandeln.
- Das siebte Kraftzentrum am Scheitel entspricht dem Großhirn.

In der Natürlichen Umwelt-Medizin dienen die verschiedenen Formen der Reflexzonentherapien dazu, den Energiefluss zu stimulieren und damit die Organe zur verstärkten Selbstentgiftung anzuregen. Des Weiteren wird die Lymphe als Hauptträger der laufenden Entschlackung und Entgiftung unseres Organismus durch eine sachkundige und einfühlsame Reflexzonentherapie in ihrer wichtigen Funktion unterstützt.

Die Arbeit an den Reflexzonen eignet sich also fast immer als begleitende Therapie. Häufig kommt ein guter Therapeut durch besondere Empfindlichkeit des Patienten an einer markanten Reflexzone sogar auf noch nicht akut gewordene Beschwerdebilder – insofern kann die Reflexzonentherapie auch als Diagnosehilfe dienen.

Hydrotherapie (Wasserheilverfahren)

Teilweise zur Selbstbehandlung geeignet.

In der Hydrotherapie gibt es äußerlich und innerlich angewandte Heilverfahren. Zu den äußerlichen Anwendungen zählen Waschungen, Bäder, Dämpfe, Umschläge und Güsse. Zu den innerlichen Anwendungen gehören Trinkkuren und Inhalationen.

Die sicher berühmteste Wasserkur ist die nach Pfarrer Sebastian Kneipp (1821–1897), der in Bad Wörishofen wirkte, wo auch heute noch das Zentrum für die Kneipp'schen Heilverfahren ist. Wassertretkuren, Wassergüsse und Wechselbäder sind auch für uns noch beliebte und wirksame »Hausmittel«, um sowohl den Kreislauf und den Wärmehaushalt zu aktivieren als auch das Nerven- und das Stoffwechselsystem zu stimulieren.

Vincenz Prießnitz, ein Naturheilkundiger, der von 1799 bis 1851 lebte, empfahl und praktizierte bereits vor Pfarrer Kneipp eine Reihe verschiedener Wasserheilverfahren, vor allem die nach ihm auch heute noch so genannten Prießnitz-Umschläge. Dabei werden Lagen kalter, feuchter Leinentücher um die betreffenden Körperteile gelegt. Danach umhüllt man diese mit einer Lage trockener Woll- oder Flanelltücher. Der Körper reagiert auf den anfänglichen »Kältereiz« mit der Erzeugung von Wärme, die heilsam wirkt.

Praxishinweise

- Trinkkuren mit klarem Wasser – oder mit Gemüsesaft bzw. Kräutertees – helfen Nieren und Gewebe dabei, Schlacken und Giftstoffe, die sich immer wieder ansammeln, zu lösen und auszuschwemmen.

- Kein Mensch kann wirklich gesund und natürlich abnehmen – d. h., dass auch die alten Ablagerungen ausgeschieden werden –, wenn er nicht mindestens 1,5 bis 2,5 Liter klares gutes Wasser am Tag trinkt.
- Inhalationen von heißem Wasserdampf, der mit Kamille, Salzen, ätherischen Ölen oder anderen Zusätzen angereichert sein kann, helfen, die Atemwege zu reinigen und die Schleimhäute zu regenerieren.

In der Natürlichen Umwelt-Medizin besitzen Wasserheilverfahren einen besonderen Wert, weil dadurch unser Stoffwechsel entscheidend aktiviert werden kann, um mit den immer wieder auftretenden Giftstoffbelastungen fertig zu werden. Und vielleicht noch wichtiger: Wasser kann als Lebenselement und – wenn es rein ist – als Lebenselixier auch unsere Lebensgeister reinigen, erfrischen und erheben. Wasser hat darüber hinaus eine spirituell heilsame Wirkung, die wir nicht übersehen sollten.

Enzymtherapie

Teilweise zur Selbstbehandlung geeignet.

Enzyme sind für die Steuerung nahezu aller wichtigen Lebensvorgänge notwendig, vor allem für die Lenkung biochemischer Prozesse im Körper. Sie sind notwendig für den Abbau von Eiweiß, Zucker und Fett. Wenn die Enzymabläufe gestört sind, können Krankheiten entstehen, und die Heilung wird sich verzögern. Bei Menschen, die sich schlecht ernähren – mit zu viel tierischem Eiweiß, Zucker und tierischem Fett –, werden die »Enzymreserven« des Organismus für den Abbau der durch die falsche Ernährung entstehen-

den Schlacken benötigt. Wenn nun Entzündungsprozesse im Körper entstehen – z.B. Nebenhöhlen-, Darmschleimhautentzündungen oder Entzündungen bei Wunden bzw. nach Operationen –, so fehlen die notwendigen Enzyme, die sonst die Heilung vorantreiben würden, und der Genesungsverlauf stockt.
Man kann zur Unterstützung von Heilvorgängen sowie zur besseren Verdauung und Nahrungsmittelverwertung vorübergehend Enzyme einnehmen. Dabei sollten wir darauf achten, dass die Enzyme rein pflanzlichen Ursprungs sind. Als zeitweise Hilfe bei der Darmsanierung oder wenn Leber und Bauchspeicheldrüse Hilfen benötigen (z.B. zur besseren Aufspaltung und Verwertung der Nahrung), kann die Enzymtherapie als eine, allerdings nachgeordnete Therapie zum Einsatz kommen. Bei »Autoimmunkrankheiten«, z.B. bei multipler Sklerose, bestimmten Formen von Rheuma und Allergien, bei »Krebs« sowie bei Immunschwächekrankheiten (Aids) können natürliche Enzyme als Sekundärtherapie ebenfalls die Stärkung des Organismus unterstützen. An einer grundlegenden Umstellung von Ernährung und Lebensweise und der Ausschaltung von Übersäuerungsfaktoren kommen wir indes nicht vorbei!

Thymustherapie

Zur Selbstbehandlung geeignet.

Für geistig entwickelte, sensible Menschen empfiehlt sich eine Form der Thymustherapie, die sanft und wirksam ist. Klopfen Sie mehrfach am Tag, aber mindestens morgens, mittags und abends zehn- bis zwölfmal mit den Fingerkuppen beider Hände kräftig auf Ihre Thymusdrüse, die sich unterhalb des Schlüsselbeins in der oberen Mitte des Brustkorbs befindet. Außerdem empfiehlt sich die Bestrahlung mit der Farbe Lemon, also Gelbgrün. Übrigens befindet sich das »Lachzentrum« am Sitz der Thymusdrüse. Deshalb heißt es auch im Volksmund: »Lachen ist gesund.«

Ernährung als Therapie

Zur Selbstbehandlung geeignet.

Eine bewusste Lebensweise in Einklang von Mensch mit Natur und Schöpferkraft ist die beste Vorbeugung und das wirksamste Heilmittel für alle Arten von Krankheiten, und sie ist gerade bei umweltbedingten Gesundheitsbeschwerden zuallererst angezeigt. Wir gehen in den Abschnitten über Wasser und Lebensmittel auf Einzelheiten ein, vor allem auf Übersäuerung durch ungeeignete und falsch behandelte Nahrungsmittel, sowie auf Gesundheitsbelastungen durch bestrahlte Nahrung.

An dieser Stelle wollen wir auf geistige Grundlagen einer bewussten Lebensführung aufmerksam machen, wie sie auf hohen spirituellen Ebenen seit Jahrtausenden erkannt und von vorbildlichen Menschen gelebt und gelehrt worden sind. Damit gehen wir nicht so sehr auf die eher materiellen Seiten des Ausgleichs von Nährstoffen, Vitaminen und Mineralien ein, sondern mehr auf die seelischen, spirituellen und karmischen Aspekte von Ernährung.

Die folgenden Empfehlungen sind leicht redigierte Auszüge aus den Lehren von Kirpal Singh, der 1984 in das geistige Reich einging. Er war Leiter einer großen Behörde, Meditationslehrer und Präsident der Weltgemeinschaft der Religionen. In vielen Werken wies er immer wieder auf den Zusammenhang zwischen innerer geistiger Haltung, äußerer bewusster und ethischer Lebensweise und seelischer Höherentwicklung hin:

»Wir brauchen die Nahrung zur Erhaltung unserer physischen Existenz. Wir bleiben so lange in der Welt, wie das Schicksal unseres Lebens es uns bestimmt, bzw. so lange, wie es das karmische Gesetz bestimmt. Da wir nicht ohne Nahrung auskommen können, müssen wir uns solche Lebensmittel aussuchen, die für unsere Gesundheit einerseits und für unser spirituelles Streben andererseits am wenigsten schädlich sind. Unsere Nahrung soll uns weder unnötige körperliche Belastungen noch unnötige karmische ›Schulden‹ aufbürden. Umso notwendiger ist es, dass wir uns vor gedankenlosen Essgewohnheiten hüten.
Entsprechend den spirituellen Gesetzen darf man nicht in das Leben irgendeines Tieres eingreifen. In Tieren sind mehrere Elemente aktiv, in Säugetieren alle vier – nämlich Erde, Wasser, Feuer und Luft (im Menschen zusätzlich noch Äther!) –, aber in Pflanzen nur eines, nämlich Wasser. Das führt zur Einsicht, dass die vegetarische Ernährung für uns Menschen die beste ist. (Dass sie auch die gesündeste ist, wird in neuerer Zeit durch eindrucksvolle Heilerfolge bei ›Krebs‹ und anderen schweren Leiden durch Rohkost etc. belegt.)
Wenn wir über die natürliche Form von Ernährung nachsinnen und über die subtilen Wirkungen von Nahrungsmitteln nicht nur für den Körper, sondern auch für Gefühle, Gedanken, Verstand und Seele, für Anlagen, Neigungen und geistigen Antrieb – was ja alles bekanntlich auch wieder gesundheitliche Folgen besitzt –, dann gelangen wir zu folgender Dreiteilung von Nahrungsmitteln:

1. Harmonie-Nahrung sind Samenfrüchte, Getreide, Gemüse und Obst. Sie bringt Heiterkeit und Gelassenheit hervor, wie sie Weise und Seher auszeichnet. Heilige und Menschen, die sich zum Meditieren zurückzogen, haben Kartoffeln, süße Kartoffeln und Wurzelgemüse wie Rettich, Steckrüben und rote Rüben bevorzugt, die unter der Erde gedeihen, oder auch Artischocken. Obst aus natür-

lichem Anbau liefert genügend Vitamine und organische Salze in ihrer reinen Grundform, um ein Leben von Bewusstheit, Konzentration und Meditation führen zu können. Zur Harmonie-Nahrung gehört auch Kuhmilch in Maßen. Diese Form der Ernährung verlängert das Leben und heilt eine Reihe von Krankheiten und Leiden. Ferner zeitigen alle natürlichen Heilverfahren wie Sonnenbäder, Seebäder, Moorbäder, Wasserbäder, Physiotherapie, Naturheilweise und Farbtherapie wunderbare Erfolge. Die Harmonie-Nahrung und eine einfache Lebensweise kommen der Entwicklung höchster Kultur und Zivilisation zustatten. Wir müssen daran denken, dass die Nahrung für den Menschen geschaffen ist und nicht der Mensch für die Nahrung. ›Essen, um zu leben‹ und nicht ›Leben, um zu essen‹ sollte unser Lebensgrundsatz sein. Wenn wir das befolgen, entwickeln wir Empfänglichkeit für die höheren Werte des Lebens und Durchlässigkeit für kosmische und göttliche Energien, was allmählich zur Selbsterkenntnis und Gotterkenntnis führt.

2. Kraft erzeugende Nahrung schließt neben der vegetarischen Ernährung Milch, Sahne, Butter, reines Butterschmalz (›Ghee‹ [siehe Seite 214]) ein, wenn in Maßen genommen. Wenn Kühe gemolken werden, so nur insoweit, als zuerst genügend Milch für die Jungtiere zur Verfügung stehen muss und nur der Überschuss für Menschen genutzt werden darf.
3. Abstumpfende Nahrung sind Fleisch, Alkohol, Knoblauch usw. und eigentlich alles andere Essbare, ob es natürlich oder unnatürlich, abgelagert oder frisch ist. Wer hemmungslos und uneingeschränkt alles isst, wer lebt, um zu essen, aber nicht isst, um zu leben. Diese Menschen stürzen sich kopfüber in die so genannten Lebensfreuden. Wenn sie mit ein wenig Konzentrationskraft gesegnet sind, setzen sie ihre ganze physische und geistige Kraft zur Verherrlichung ihres kleinen Ichs, des egoistischen Ge-

müts, ein. Diese Handlungsweise bezeichnet der Mensch gern als die höchste Art von Zivilisation. Warum sind wir so stolz, uns als die Krone der Schöpfung anzusehen? Stehen wir nicht am Rande eines tiefen Abgrunds, in den wir in jedem Augenblick hineinstürzen können? Haben wir uns nicht durch unser eigenes Verhalten leichtsinnig der Rache der Natur ausgesetzt?«

So weit also die leicht bearbeiteten und gekürzten Ausführungen von Kirpal Singh aus dem Buch *Karma – das Rad des Lebens* (siehe Literaturverzeichnis).
Natürlich ist auch die vegetarische Ernährung mit einem Eingriff in die Natur, in das Leben von Pflanzen verbunden. Dabei handelt es sich aber um den geringstmöglichen Eingriff – solange wir noch nicht nur vom Fruchtfleisch, von Obst und von Wasser leben können.
Wie auch immer wir uns auf unserem Lebensweg entscheiden mögen, so ist es unsere körperliche und unsere seelische Gesundheit doch wert, dass wir stets wieder einmal innehalten und überprüfen, wo wir im Hinblick auf unsere Ernährung stehen. Sind wir bewusst oder gedankenlos? Nutzen uns die Lebensmittel, oder betäuben wir uns mit ihnen und werden wir durch sie belastet? Hilft uns unsere Nahrung, fröhlicher, leichter, klarer und widerstandsfähiger sowie spirituell aufgeschlossener zu werden – oder erfahren wir das Gegenteil? Wir selbst haben die Wahl!

Ayurveda

Teilweise zur Selbstbehandlung geeignet.

Ayurveda ist ein Begriff aus dem Sanskrit, der wörtlich »Wissenschaft vom Leben« heißt. Seit über fünftausend Jahren wird Ayurveda in Indien praktiziert und gilt damit als die

älteste überlieferte Medizin der Welt. In den *Veden*, den *Büchern des Wissens*, finden sich acht Abschnitte über Heilweisen, und zwar zu: Krankheiten des physischen Körpers, Kinderkrankheiten, Besessenheit, Leiden oberhalb des Schlüsselbeins, Chirurgie, Giften, Elixieren und Liebesmitteln.
Fünf Grundelemente – Äther, Luft, Feuer, Wasser und Erde – bilden drei Basis- und vier Mischprinzipien. Die sieben Prinzipien entsprechen bestimmten Typologien, Qualitäten und Attributen, die – ähnlich wie die westliche Konstitutionslehre – eine Zuordnung von Menschentypus, Beschwerdebildern und Heilweisen erlauben.
Eine wesentliche Rolle spielt die Entgiftung, die Pancha Karma heißt. Dazu gehören Ausleitverfahren zur Blutreinigung, Darmentleerung, Einnahme von naturheilkundlichen Mitteln aus Pflanzen und Mineralien sowie Metallen, Ganzkörper-Ölmassagen, Schwitzkuren u. dgl. m.

Praxishinweis

Sind Urin, Augenweiß und Nägel eher zu blass, so hat der Körper zu wenig Hitze in sich. Nelken, Kardamom und Ingwer helfen. Sind Urin, Augenweiß und Nägel aber eher zu dunkel, dann ist zu viel Hitze im Körper. Wasser mit Limonen- oder Zitronensaft hilft.

Bewegungstherapien (inklusive Alta Major, Rolfing, Gymnastik und »Walking«)

Zur Selbstbehandlung geeignet.

Jede natürliche Bewegung fördert den Energiefluss und den Stoffwechsel, also den Fluss von Blutstrom, Kreislauf und Lymphe sowie die notwendige Ausscheidung der anfallenden Stoffwechselprodukte über Niere, Darm und Haut, eventuell auch über die Schleimhäute. Ebenfalls wird üblicherweise die Atmung vertieft und – falls die Übungen in frischer Luft erfolgen – damit auch die Sauerstoffzufuhr für den Organismus zeitweise nachhaltig verbessert. Somit kann die Lymphe mehr Schadstoffe umwandeln und abtransportieren.

Bewegungstherapien, wie z.B. Gymnastik, Yogaübungen, Kneipp-Kuren, Krankengymnastik, Feldenkrais-Therapie und sogar Tanzen, Spazierengehen, Joggen, Radeln und Schwimmen, bringen Kreislauf und Stoffwechsel neu in Schwung. Wer sich genügend bewegt, wird auch bei vielleicht mangelhafter Ernährung nicht an Übersäuerung leiden!

In der Natürlichen Umwelt-Medizin ist vernünftige Bewegung eine der Säulen jeder Komplementärtherapie, um die »Verbrennung« von Schlacken und die Versorgung der Zellen mit Sauerstoff sicherzustellen.

Körpertherapien wie Rolfing, Alta Major, die Alexander-Methode und ähnliche Heilweisen setzen bei physischen und besonders psychischen Fehleinstellungen an, die bereits in einer körperlichen Fehlhaltung fixiert worden sind und sich oft deutlich zeigen – z.B. in Form von Haltungsschäden im Bereich der Wirbelsäule, aber auch in Schmerzen. Diese Therapien benutzen mehr (Alta Major) oder weniger (Rolfing) »sanfte« Methoden, um über eine neue, bewusste und richtige Körpereinstellung alte, verfestigte Krankheitsursachen zu lösen.

In der Natürlichen Umwelt-Medizin dienen sie neben ihren spezifischen Heilwirkungen vor allem der bewussteren Einstellung zum Leben.

Osteopathie (einschließlich angewandter Kinesiologie)

Teilweise zur Selbstbehandlung geeignet.

In der Osteopathie werden Verspannungen und Beschwerden von Muskeln und Muskelfasern rund um die Knochen und die Wirbel behandelt. Anders als in der Chiropraktik therapiert man also die »Weichteile«, und zwar durch ein sanftes System von Druck, Zug und Dehnung.
Kinesiologie ist ein Muskeltestverfahren, bei dem der Muskelwiderstand als Diagnosehilfe verwendet wird. Sie macht sich die »Körperintelligenz« zunutze und geht davon aus, dass der Organismus selbst am besten weiß, was er braucht.

Praxisbeispiele

- Der Kinesiologe stellt fest, dass die Arme des Patienten unterschiedlich lang über den Kopf herausreichen – ein Hinweis auf eine körperliche Verspannung, die aber seelische Ursachen haben kann. Er lässt den Patienten an Stress verursachende Situationen denken und stellt immer wieder die Armlängen fest. Wenn der Patient auf die Auslösersituation gekommen ist, reguliert sich die Armlänge wie von selbst.
- Der Arm eines Patienten fällt wie willenlos herunter, obwohl er ihn gegen den Druck der Hand des Therapeuten halten soll, wenn er in der anderen Hand eine Substanz mit Weichspüler hält. Anders herum wird der Arm stärker, wenn der Patient z. B. statt der Weichspülersubstanz einen gesunden Apfel in der Hand hält. Angewandte Formen von Kinesiologie eignen sich auch dazu, bestimmte Krankheiten zu heilen, die mit Stress zusammenhängen.

Osteopathie und Kinesiologie werden vor allem bei umweltbedingtem Stress eingesetzt – also auch bei Folgen von Lärm, Hetze usw.

Chiropraktik

Nicht zur Selbstbehandlung geeignet.

Die Chiropraktik ist eine Methode der Behandlung krankhafter Störungen und »Verrenkungen« (Subluxationen) im Bereich der Wirbelsäule und der Knochen mit bestimmten Handgriffen. Es gibt sowohl Vertreter »sanfter« wie auch »harter« Chiropraktik. Beide Ansätze sind sinnvoll, vor allem in Kombination mit anderen Naturheilverfahren. Weniger sinnvoll wäre es, wenn wiederholt die gleichen Behandlungen notwendig erscheinen, weil eine tiefer liegende Ursache, die mit anderen Mitteln aufgelöst werden sollte, durch Chiropraktik eben nicht geheilt wird.
In der Natürlichen Umwelt-Medizin ist Chiropraktik insofern wertvoll, als sich Wirbelverschiebungen z.B. durch geopathische oder elektromagnetische Störfelder, durch Amalgam (vor allem in der Halswirbelsäule), sogar durch seelische Bedrückung (Brustwirbelsäule) oder durch Übersäuerung (Lendenwirbelsäule) ergeben haben können. Obgleich hier natürlich eine Ursachenbehebung mit geeigneten Mitteln einsetzen muss, ist es oft ratsam, die ja bereits erfolgte Wirbelverschiebung – die oft durchaus mit (Kopf-)Schmerzen verbunden sein kann – durch die manuelle Behandlung zurechtzurücken.

Massagetherapien, Bürsten

Teilweise zur Selbstbehandlung geeignet.

Zu den Wirkungen von Massagen wurde bereits unter dem Stichwort »Reflexzonentherapie« einiges gesagt. Allgemein bewirken Massagen und Bürsten einen Reiz nicht nur für die jeweils betroffenen Körperbereiche und entsprechenden Reflexzonen, sondern auch – genauso wichtig – für die Haut und alle Nervenendigungen. So wird die Durchblutung der Haut verstärkt – und eine bessere Durchblutung sorgt bekanntlich für eine bessere Versorgung der Zellen mit Sauerstoff und für die Bindung und den Abtransport von Schlacken durch Blutkreislauf und Lymphfluss. Massagen und Bürsten wirken wohltuend auf das vegetative Nerven- und das Drüsensystem. Schmerzlindernde Massagen wirken auf diese Weise, weil das Gehirn angeregt wird, körpereigene schmerzlindernde Stoffe zu aktivieren bzw. vermehrt auszuschütten.

In der Natürlichen Umwelt-Medizin stellen Massagen und Bürstentechniken eine willkommene Unterstützung anderer Therapieformen dar. Regelmäßige Massagen, auch am Kopf, stärken überdies das Immunsystem und tragen so zur verbesserten Abwehrkraft gegen Umweltbelastungen bei.

Klimaveränderung, Ortswechsel

Zur Selbstbehandlung geeignet.

Falls Sie es sich aussuchen können, die familiären, beruflichen sowie finanziellen Verhältnisse es zulassen und Sie für die Gesundheitsbelastung durch eine schädigende Umwelt bewusst und sensibel geworden sind, werden Sie natürlich einen Wohnort suchen, der noch die relativ natürlichste und

gesündeste Umgebung bietet. Dann suchen Sie sicher nach einer Wohnung oder einem Haus, das nach baubiologischen Grundsätzen gebaut und eingerichtet ist, also ohne riskante geopathische und/oder elektromagnetische Belastungen, ohne Schadstoffe in Teppichklebern, Möbeln sowie Pressspanplatten usw.
Falls Ihre derzeitigen Lebensverhältnisse einen Umzug an einen Ort Ihrer Wahl nicht gestatten, sollten Sie wenigstens im Urlaub in solche Gegenden fahren, die Ihnen ein freies, frisches »Auftanken« möglich machen. Also nicht zu lauten, auspuffgeschwängerten und überlaufenen Massenquartieren reisen, sondern in die stilleren, naturbelasseneren Orte. Ein bewusst ausgesuchter Ortswechsel kann durchaus eine deutlich spürbare Therapiewirkung haben. Fasten oder Kuren, Gesundheitswochen oder Bewusstseinskurse an harmonischen Orten helfen Körper und Seele, Altes loszulassen und neue Kraft aufzunehmen.
Selbst innerhalb der Wohnung oder des Hauses bzw. am Arbeitsplatz ist ein »Ortswechsel« oft sinnvoll und hilfreich, vor allem, wenn Sie am derzeitigen Platz schlecht schlafen und wie gerädert aufwachen oder an der Stelle, an welcher der Schreibtisch jetzt steht, immer Kopfschmerzen bekommen. Für eine natürliche Gesundheit spielen Ihr jeweiliger Aufenthaltsort und seine »Schwingung«, die natürliche Umwelt und Ihre eigene Lebensweise eine entscheidende Rolle!

Sanierung elektromagnetischer und geopathischer Störungen

Teilweise zur Selbstbehandlung geeignet.

Falls man unter strahlenbedingten Beschwerden leidet – und dazu zählen fast immer auch Krebs, Tumoren, Zysten und Myome, Lymphknotenschwellungen, Migräne und andere

Kopfschmerzen, trockene Haut, ständige Müdigkeit und Schwäche sowie Schlafstörungen –, dann muss man unbedingt eine Sanierung der Strahlenursachen vornehmen; es sei denn, man zieht um! Ursachen können elektromagnetische Strahlenbelastungen sein (z.B. von Sendemasten, Elektroleitungen, Schnurlostelefonen, langen Handytelefonaten, dem eigenen Fernsehgerät oder der Mikrowelle) oder geopathische Wasser- und Erdstrahlen bzw. Kreuzungen von Wasseradern oder Kraftlinien.

Praxishinweis

Notfalls helfen auch gewisse homöopathische Mittel, mit den Folgen von Strahlenbelastungen fertig zu werden. Dazu gehören u.a. Silicea und Calcium carbonicum, z.B. in der Potenz C30 oder höher. Die richtige Potenz sollten Sie mit Ihrer/Ihrem Behandler(in) besprechen.
Ausführlicher beschreiben wir diese sehr wichtige Form der »Strahlentherapie« im Kapitel »Unsichtbare Strahlen«.

Ein erfahrener Rutengänger oder Radiästhet vermag die besonders negativen Stellen in Wohnung oder Haus zu orten sowie deren Ursachen auszumachen. Durch Gewächse im Garten kann eine Wasserader umgeleitet werden; durch Umstellen von Bett und Arbeitsplatz können wir riskanten Plätzen aus dem Weg gehen. Manche Geräte müssen richtig geerdet werden; mit einigen wenigen guten Abschirm- bzw. »Auffanggeräten« kann man ein Übriges tun.

Zahnsanierung und Ersatz von Amalgam

Keine Selbstbehandlung möglich.

In Amalgam ist Quecksilber enthalten. Quecksilber ist hochgiftig. Naturheilmediziner warnen seit Jahrzehnten vor der Verwendung von Amalgam als Zahnfüllung. Bisher wurden sie meist verlacht, ebenso wie Patienten, die sich im Zusammenhang mit Amalgam um ihre Gesundheit sorgten. Kennen Sie einen Zahnarzt, der selbst Amalgamfüllungen in seinem Mund hat?

Inzwischen haben allerdings auch genügend Schulmediziner zumindest erkannt, dass manche Amalgammischungen gefährlich sind. So konnten die Behörden nicht umhin, zumindest diesen Amalgammischungen die Zulassung zu entziehen.

Gute und aufgeschlossene Zahnärzte werden von sich aus gar kein oder so wenig Amalgam wie absolut nötig verwenden. Und sie wissen, welche keramischen Materialien bzw. Edelmetalle statt Amalgam für Füllungen und Inlays sinnvoll sind. Sie sind auch in der Lage, z.B. mittels der »Biofunktionsdiagnose« festzustellen, ob und wo Amalgam (oder andere Gefahrenherde) in den Zähnen noch vorhanden ist. Naturheilkundige Zahnärzte wissen darüber hinaus, dass im Sinne einer ganzheitlichen Gesundheit oft die Zähne Ursachenherde sind für ein Krankheitsgeschehen irgendwo sonst im Körper.

Im Rahmen der Natürlichen Umwelt-Medizin spielen die Zähne und die eventuell notwendige Sanierung der Zähne also eine große Rolle. Wir empfehlen Ihnen, falls Sie Probleme mit den Zähnen haben bzw. diese als Auslöser von Krankheitsprozessen vermuten, unbedingt einen Zahnarzt aufzusuchen, der über Verständnis und Erfahrung auf diesem Gebiet verfügt.

Umstellung der Lebensweise (Wohn- und Arbeitsplatz)

Zur Selbstbehandlung geeignet.

Schließlich soll an die Notwendigkeit erinnert sein, unsere Lebensweise daraufhin zu überprüfen, ob wir uns vermeidbaren Umweltrisiken selbst aussetzen. Hier sollen und können nicht viele Hunderte von Einzelhinweisen mitgeteilt werden, sondern wir wollen uns gegenseitig ermuntern, bewusster zu leben, zu wohnen, zu arbeiten und unsere Freizeit zu gestalten.

»Bewusster« heißt keineswegs, dass wir freudloser werden sollten, weil wir ständig mit halb schlechtem Gewissen darüber nachsinnieren, welche Maßnahme wir vergessen, welches Risiko wir übersehen und welchen Fehler in Ernährung oder gewohnheitsmäßiger Lebensführung wir vielleicht gemacht haben könnten. Vielmehr geht es darum, dass wir wacher werden, fröhlicher, »gemeinsinniger« und »verwöhnter«. Ja, verwöhnter! Wollen wir uns und anderen das Beste gönnen, also die schönste Lebensqualität, die beste Luft, das reinste Wasser, die schmackhafteste und gesündeste Ernährung, die hautfreundlichste Kleidung, den am besten strahlengeschützten Schlafplatz, den harmonischsten und kreativsten Arbeitsplatz, die erholsamste Freizeitgestaltung, die natürlichste Urlaubsumgebung, das belebendste Klima, das gesündeste Natur- oder im Haus auch Kunstlicht!

Wie können wir uns und unserer Familie und dann in immer weiter gezogenen Kreisen, der Gemeinde, dem Land, der ganzen Welt, ein besseres Leben schaffen? Selbst und gerade die kleinsten individuellen Schritte bilden »not-wendende« Teile des großen Mosaiks eines schöpferischen und für alle Menschen glücklichen Lebens.

Dazu eine kleine Geschichte: Drei Menschen arbeiten als Maurer an einem Gebäude. Sie schleppen die Steine heran,

sie behauen sie, sie mischen den Mörtel, sie ziehen nach und nach die Wände in die Höhe. Ein Mensch kommt hinzu und fragt sie: »Was macht ihr da?« Der erste Maurer antwortet: »Ich schichte Stein auf Stein.« Der zweite sagt: »Ich verdiene meinen und meiner Familie Lebensunterhalt.« Der dritte schließlich erklärt: »Ja, das beides tue ich sicher auch, aber ich baue zuallererst einen Tempel.«
Lassen Sie uns gemeinsam unsere Gesundheit schützen und pflegen und die Umwelt bewahren, aber lassen Sie uns auch die Erde zu einem paradiesischen Tempel machen, in dem Menschen sich in Harmonie und Bewusstheit entwickeln und ihrem jeweiligen Lebensziel entgegenstreben können.

Meditation

Zur Selbstbehandlung geeignet.

Und wenn es scheinbar keinerlei Hoffnung mehr gibt? Wenn man bei so vielen Schulmedizinern und Heilpraktikern war, ohne Heilung zu finden? Wenn alle anderen Körpertherapien und alle anderen Naturheilkundemittel nicht anzuschlagen scheinen? Wenn Ortswechsel und Umstellung der Lebensweise offensichtlich auch nicht helfen?
Spätestens dann – besser aber früher – sollten wir überlegen, ob wir Heilung nicht zumindest auch bei uns selbst, innen, auf seelisch-geistiger Ebene suchen und finden müssen. Wir müssen spätestens dann noch feinere, noch unsichtbarere und dabei doch vielleicht sogar heilsamere Kräfte aktivieren, nämlich die Gesundheitskräfte aus der spirituellen Dimension. Wir mögen sie getrost auch »kosmische Energien« oder »göttliche Kräfte« nennen.
Positives Denken nach Dr. Joseph Murphy und Norman Vincent Peale oder kreative Visualisierung nach Shakti Gawain dienen vielen Menschen als willkommene Hilfen, um

ihr Gesundheitsbewusstsein zu stärken. Alle diese Methoden aktivieren Gemüt, Emotionalkörper und Seele. Imagineering ist eine weitere Methode, die in Deutschland von Dr. med. Heinrich Klaus bei der Vorbereitung von Operationsentscheidungen und im Rahmen der Deutschen Schmerzhilfe sowie in Selbsthilfekursen vorgestellt und praktisch erfahrbar gemacht wird. Es ist eine Art spezieller kreativer Visualisierungsübungen, durch welche alte psychosomatische Störprogramme erkannt und neue, gesundheitsfördernde Bewusstseinsprogramme eingeübt werden.

Am wirksamsten kann indes eine »Methode« sein, die rein spirituell ist, nämlich Meditation. Die Meditation mit dem inneren Licht, und vor allem mit dem inneren Ton, hat neben allen geistigen Wirkungen auf wirklich wundersame Weise schon helfen können, körperliche Krankheiten aufzulösen und zu heilen. Die Lehrer des »Surat Shabd Yoga« – in neuerer Zeit Kirpal Singh, Darshan Singh und Rajinder Singh – vermitteln diese spezielle Meditationsmethode kostenlos an Interessenten. Einzige Bedingung ist die Einhaltung einer strikten vegetarischen Ernährung.

Meditation wirkt zweifach: Durch eine immer innigere Verankerung in uns selbst gelangen wir zu mehr Harmonie, Klarheit, Bewusstheit, Widerstandskraft und Lebensfreude. So werden unsere Selbstheilungskräfte auf ganz sanfte, natürliche und nachhaltige Weise gestärkt. Und wir lernen wie von selbst und ohne große Anstrengung, mit Leben und Tod und Ewigkeit, mit Gesundheit und Krankheit und Genesung leicht umzugehen. Zum zweiten heilen oft genug die feinen Schwingungen des inneren Tons, des inneren Lichts und der inneren göttlichen Kräfte, mit denen wir in echter Meditation verbunden sind, Beschwerden und Krankheiten unmittelbar!

Hinweise zum Umgang mit den folgenden Kapiteln

In den folgenden Texten werden zu den großen Themenkreisen – Luft, Wasser, Nahrungsmittel, Schönheit, Boden, Haus, Strahlen, Lärm, Medikamente, Allergien, Impfungen, Zähne, Immunsystem, Stress und psychologische Umwelteinflüsse – zunächst die heutige Problemsituation und die absehbare zukünftige Entwicklung, wenn wir nichts unternehmen, skizziert. Danach führen wir typische Krankheitswirkungen auf, mit körperlichen Symptomen und im Zusammenhang mit seelischen Bedingungen. Sodann folgen konkrete Heilvorschläge, meist mehrere, sich einander ergänzende, aus der Natürlichen Komplementär-Medizin. Dazu werden einzelne anschauliche Beispiele aus der Naturheilpraxis genannt. Und schließlich gebe ich Hinweise, wie man sich generell schützen bzw. einem Krankheitsgeschehen vorbeugen kann. Im Register finden Sie ein Verzeichnis der behandelten Krankheitssymptome und Krankheiten mit den Querverweisen auf die entsprechenden Themenabschnitte und jene Seiten, auf denen Sie darüber lesen können.

Dieses Buch kann nicht alle Schad- und Giftstoffe nennen und auch nicht alle Behandlungsmöglichkeiten. Es möchte vielmehr wesentliche Leitlinien aufzeigen, wie wir systematisch und ganzheitlich unsere Gesundheit in einer kranken Umwelt schützen und erhalten können.

Erinnern wir uns immer wieder daran, gerade wenn wir uns jetzt eine lange Buchstrecke ganz sachbezogen medizinisch informieren, wenn wir nachdenken, prüfen, vergleichen und lernen wollen, dass in allem, auch im Verstand und im Wissen, in Methoden und Medikamenten, nur das schöpferisch Geistige wirkliches Leben und wahre Gesundheit spendet.

Unsere Luft: Der Atem des Lebens

Unsichtbare Gifte in der Luft

Praxisbeispiele

Die neuen Kinderzimmermöbel

Gabi und Michael, junge Eltern eines Kleinkinds, kommen in die Naturheilpraxis. Der kleine Roman, sechs Monate alt, hustet immer wieder, keucht und ringt um Luft. Der Kinderarzt hatte pauschal »Pseudokrupp« festgestellt und wollte ihn mit einem Cortisonpräparat behandeln. Romans Eltern mochten aber nicht gleich mit solchen »Kanonen« schießen lassen, auch wenn die Diagnose keinen »Spatz« vermuten ließ.
Im Verlauf des ausführlichen Gesprächs stellt sich heraus, dass Romans Kinderzimmer gerade ganz neu gekauft und aufgestellt worden war. Krankheitsvorgeschichte, Symptomatik (Husten, Keuchen, Um-Luft-Ringen, »Schleimrasseln«) und Untersuchung führen zum Verdacht, dass eine Formaldehydbelastung die Ursache für Romans Beschwerden ist. Formaldehyd findet sich trotz »Chemikalienverbotsordnung« und Selbstkontrolle der Industrie immer noch in manchen Möbeln und Klebern, sogar in Kosmetika und neuen »imprägnierten«, noch ungewaschenen Baumwollstoffen, z. B. Vorhängen! Tests mit Kinesiologie und Elektrofunktionsdiagnose weisen ebenfalls auf Formaldehyd hin.

Roman erhält von mir die Formaldehyd-Nosode (ein homöopathisch potenziertes Heilmittel) in der Potenz D200. (Bitte besprechen Sie die Potenzstärke der Nosoden mit Ihrem Behandler.) Eine Stunde später, bereits wieder zu Hause, setzt ein Reinigungsprozess ein: Der kleine Roman hustet und erbricht Schleim, innerhalb einer halben Stunde immer mal wieder. Die Eltern nehmen ihn in der Nacht in ihr Schlafzimmer. Roman schläft das erste Mal seit langem wieder, ohne zu husten oder nach Luft zu ringen.
Eine baubiologische Überprüfung stellt einige Tage später tatsächlich eine starke Formaldehydbelastung fest. Gabi und Michael entschließen sich, baubiologisch unbedenkliche Kindermöbel zu erwerben. Bis dahin schläft Roman im Elternzimmer.
Roman ist »geheilt«, ohne Cortison. Die Eltern erfahren auch, dass bestimmte Pflanzen (u. a. die Grüne Lilie) Formaldehydausdünstungen in Räumen regelrecht »aufessen« und »entsorgen« können.

Thomas und Asthma

Der zehnjährige Thomas leidet unter Asthmaanfällen und ist so geschwächt, dass er nicht am Turnunterricht teilnehmen kann. Manchmal wird er sogar vor Schwäche ohnmächtig. Thomas' Mutter hatte bereits einige Ärzte und Homöopathen aufgesucht, und er war schon einmal stationär in einem Kinderkrankenhaus behandelt worden – alles ohne bleibenden Erfolg. Auch hier stellte sich Formaldehyd aus Möbeln als Ursache heraus.
Thomas erhält noch in der Naturheilpraxis ebenfalls die entsprechende Nosode. Schon am selben Abend erlebt er einen starken Hustenanfall mit reichlich weißlichem

Schleimauswurf, der sich mit Unterbrechungen über zwei Stunden hinzieht. Wenn die Mutter von der Behandlerin nicht vorher auf diese Reinigungsreaktion ausdrücklich hingewiesen worden wäre, hätte sie sicher den Notarzt kommen lassen müssen. Nach dieser Reinigung fühlt sich Thomas wie von einem jahrelangen Spuk befreit – er wurde und blieb beschwerdefrei.
Natürlich mussten auch hier die Möbel ausgetauscht werden.

Die Problemsituation heute

Luft besteht aus Gasen. Sauerstoff ist ein für uns Menschen lebensnotwendiges Gas; es ist mit etwa 21 Prozent in der Luft enthalten. Stickstoff mit etwa 78 Prozent Anteil bildet den Hauptbestandteil an der Luft. Zu weniger als 1 Prozent sind Edelgase in der Luft enthalten. Die Schadstoffe in der Luft entstehen im Wesentlichen durch die technologischen Abfallprodukte der modernen Industriegesellschaften, nämlich durch Schwefeldioxid, Stickoxide, Kohlenmonoxid, aber auch durch Autoabgase, chemische Dämpfe in der Nähe von entsprechenden Anlagen, landwirtschaftliche Pestizide, die Ausleitung von Schadstoffen in die Luft und durch Staub, der ebenfalls teilweise noch mit Giftstoffen verseucht ist, z.B. in der Nähe von Müllverbrennungsanlagen.
In der Luft sind auch oft Schwermetall- und andere schädliche Verbindungen enthalten, so von Blei, Cadmium, Quecksilber, Asbest, Benzol und Arsen. Bei Sonnenlicht bilden sich aus Stickoxiden und Kohlenwasserstoffen so genannte Photooxidanzien; das bekannteste ist Ozon, aber auch Salpetersäure gehört dazu. Durch die Ausleitung der so ge-

nannten FCKW-Stoffe (Fluorchlorkohlenwasserstoffe) wird deutlich messbar die schützende Ozonschicht in der Stratosphäre zerstört – es kam zum wachsenden »Ozonloch«, das inzwischen jedermann bekannt sein dürfte. Das antarktische Ozonloch erreichte beispielsweise im Jahr 2004 eine Ausdehnung von etwa 20 Millionen Quadratkilometern, blieb damit aber unter dem bis dahin zweitgrößten jemals gemessenen Wert von 2003 (28,7 Millionen Quadratkilometer, das ist etwa die dreifache Größe Europas). Auch dies ist eine Form der Luftverschmutzung. Durch das Ozonloch strahlt UV-Licht in erhöhtem Maße auf die Erde, und das wiederum führt zu vermehrtem Auftreten von Hautkrebs.
Luft ist für den Gasaustausch lebensnotwendig. Wirklich reine Luft gibt es heute praktisch nicht mehr. Selbst in der Arktis und der Antarktis, auf den Gipfeln des Himalaja und in der Sahara mussten Niederschläge von Schad- und Giftstoffen registriert werden, die aus den industriellen Produktionsgebieten stammen.

Zukünftige Entwicklung

Selbst wenn die Entwicklung durch die Einschränkung der FCKW-Produktion so weitergeht und das Ozonloch sich verkleinert, wie es in den ersten Jahren des neuen Jahrtausends beobachtet wurde, wird es wohl noch Jahrzehnte dauern, bis es völlig verschwunden ist. Dennoch geht es auch weiterhin um eine merkliche Absenkung der so genannten Grenzwerte für Schad- und Giftstoffe, die überhaupt in die Luft gelangen dürfen, wenn wir die Gesamtbelastung verringern wollen. Ist die Forderung, dass keine Produktionsanlage irgendein Gift, auch nicht in kleinen Mengen, in die Umwelt pusten darf, völlig utopisch? Das hängt davon ab, ob wir einen Wirtschafts- und Gesellschaftsumbau ernst nehmen.

Die Luftqualität in den Entwicklungsländern ist dabei bekanntlich oft noch wesentlich katastrophaler als in den Industrieländern.
Tendenziell sind, so sollte man meinen, inzwischen genügend viele Menschen, auch in offiziellen Funktionen, alarmiert, sodass wir eigentlich keine wesentliche Verschlechterung erwarten müssten. Die entscheidende Frage lautet aber, wie lange wir noch darauf warten müssen, bis wir wirklich saubere Luft zurückgewinnen – oder ob sich Politik und Wirtschaft global auf ein vermeintliches noch erträgliches Maß an Verschmutzung der Luft einigen und das Ziel der wirklich sauberen Luft längst für immer und ewig abgeschrieben haben. Das so genannte Kyoto-Protokoll zur Reduzierung des weltweiten Ausstoßes von Treibhausgasen etwa ist vor diesem Hintergrund also nur ein erster Schritt.

Typische Krankheitswirkungen – körperliche Symptome

Offensichtlich führt »schlechte« bzw. schadstoffgeschwängerte Luft zu Atemwegsbeschwerden wie Husten, Verschleimung der Bronchien, Brennen in der Luftröhre, womöglich Verätzungen der Schleimhäute in Mund, Nase, Rachen, Luftröhre und Bronchien. Weniger bekannt ist, dass alle Schleimhautreizungen und -schädigungen von Nase und Mund quasi »automatisch« zu Schleimhautreizungen und -schädigungen der Verdauungsorgane führen, hauptsächlich zu Entzündungen der Magen- und Darmschleimhäute. Gleichzeitig führt die ungenügende Sauerstoffversorgung des Organismus aufgrund unreiner, auch chemisch und durch Schwermetallstaub belasteter Luft oft zu Kopfschmerzen, Konzentrationsschwäche, brennenden Augen. Auch die Haut wird durch Luftverschmutzung belastet, weil die

Hautatmung erschwert wird; es können Hautreizungen und Hautjucken auftreten. In schlimmen Fällen kommt es zum Haarausfall.
Dies sind die zumeist akuten Symptome. Die chronischen Langzeitwirkungen schlechter oder giftiger Luft sind noch gravierender. Es kommt nämlich zu einer Schwächung des gesamten Organismus. Die Sauerstoffversorgung durch unser Blut ist vermindert, was zu einer eingeschränkten Zellatmung führt. Dadurch sowie aufgrund der Ablagerungen der eingeatmeten Gift- und Schwebestoffe kommt es zur Schwächung des Immunsystems. Spätestens jetzt leidet der Körper unter der gefährlichen Übersäuerung! Die Übersäuerung des Organismus ist der Nährboden für jegliche Art von Entzündungsprozessen, die Aufnahmebereitschaft für Infektionen sowie für überhaupt alle Krankheitsgeschehen im Körper, speziell für Tumoren.

Gefühlsmäßige und geistige Entsprechungen

Wenn wir ein Feuer machen – weil es uns friert, weil wir etwas kochen wollen oder einfach aus Spaß –, dann brennen wir ein Produkt der Natur ab (Holz, Kohle, Erdöl etc.) und verunreinigen ein anderes Produkt der Natur, die Luft. Solange wir Menschen dies auf einer vorindustriellen Gesellschaftsstufe taten, gab es zwar sehr wohl Luftverschmutzung im Kleinen – in der Hütte, im Dorf, in der Stadt, in der Manufaktur –, aber nicht im Großen, also nicht in einem Umfang und Maßstab, der fast den ganzen Lebensraum der Menschen auf unserem Planeten umfasst.
Wir sind im Zuge der Industrialisierung und der Überbevölkerung an die »Grenzen des Wachstums« gekommen, oder wir haben sie sogar bereits überschritten. Damit gefährden wir nicht nur uns sowie unsere Kinder und Kindeskinder,

und damit plündern wir nicht nur unsere und deren natürliche Lebensgrundlagen, sondern wir bewirken auch einen geistig-spirituellen Raubbau.
Die Luft ist die »Aura« der Erde. Die Erde ist der einzige bisher bekannte Planet, dessen Hülle genügend Sauerstoff enthält, um ein Leben, wie wir es kennen, möglich werden zu lassen. Die Bäume und die anderen Pflanzen tragen entscheidend dazu bei. Die Luft wird ständig zwischen allen Lebewesen in diesem Teil der Schöpfung eingeatmet, umgewandelt und wieder ausgeatmet. Stets findet also ein intensiver und inniger Austausch statt zwischen allen Lebewesen – über die Luft. Wir atmen die Luft ein, welche ein anderes Lebewesen – sei es Mensch, Tier oder Pflanze, womöglich auch Mineral – ausgeatmet hat. Pflanzen atmen unsere Luft ein, wandeln sie um und regenerieren sie.
Die spirituelle Symbolentsprechung zur physischen Lebensgrundlage Luft und Sauerstoff ist geistiges Wachstum, mentale Klarheit und kooperativer Austausch. Wenn wir die physische Luft verschmutzen, behindern wir gleichzeitig unsere geistig-spirituelle Entwicklung und unsere gedankliche Klarheit. Nicht nur die Luft wird damit belastet und verschmutzt, sondern auch unsere Visionen, Hoffnungen, Gedanken und Worte! Umso wichtiger ist es, ganzheitlich, auf allen Ebenen, wieder mehr Reinheit und Klarheit anzustreben.

Heilvorschläge

Empfehlenswert ist die Einnahme von pflanzlichen Substanzen, die den Sauerstofftransport und die Sauerstoffaufnahme im Organismus stärken. Dazu gehört alles »Blattgrün«, also grüne Salate, Spinat, Brokkoli, grüne Gemüse. »Blattgrün« wirkt durch den hohen Chlorophyllgehalt.

Man kann »Blattgrün« auch als Pflanzenkonzentrat zu sich nehmen, z.B. Chlorophyll liquid (»Schuh«). Unter Umständen eignen sich auch Ginkgopräparate, u.a. von den Firmen Hevert oder Cefak.
Rote Früchte, vor allem deren Säfte, fördern ebenfalls den Sauerstofftransport. Dazu gehören Rote-Bete-Saft, Saft von roten und schwarzen Johannisbeeren, Heidelbeeren, Himbeeren, Brombeeren sowie dunkelrote und schwarze Kirschen.
Ferrum phosphoricum D12 aus den biochemischen Schüßlersalzen begünstigt gleichfalls die Sauerstoffaufnahme und den Sauerstofftransport.
Besonders wichtig ist Vitamin C, hoch dosiert, z.B. 1000 Milligramm pro Tag, aus der Acerola-Kirsche oder anderen natürlichen Spendern (im Notfall hilft synthetisches Vitamin C [Ascorbinsäure]).
Ein fachkundig ausgeführter Aderlass, das Ansetzen von Blutegeln oder auch eine »normale« Blutspende bewirkt, dass unser Organismus mehr rote Blutkörperchen bildet. Diese sind für Sauerstoffaufnahme und -transport im Blut und zu den Zellen verantwortlich. Eine ab und an »äußerlich« angeregte Neubildung regeneriert das Blut als Sauerstoffträger.
Wir müssen darauf achten, dass bereits im Organismus abgelagerte Verschmutzungen aus der Luft gelöst, ausgeschieden und entgiftet werden – sonst nutzt die beste Therapie nichts, weil alte Schlacken noch im Körper sind und den Organismus nicht nur allgemein belasten, sondern auch ganz konkrete einzelne Giftstoffe abgeben. Dazu müssen Nieren, Leber, Milz und Darm in ihren natürlichen Entgiftungs- und Ausscheidungsfunktionen aktiviert werden. Brennnesseltee, Löwenzahnblätter als Salat und Löwenzahnwurzel als Tee sowie Wermuttee eignen sich dazu besonders gut. Als pflanzliches Kombinationspräparat empfehle ich den Schwedentrunk (Herstellerfirma Infirmarius-Rovit) aus der

Apotheke; passen Sie aber auf, dass Sie mit mindestens dreimal mehr Wasser als Extrakt pro Dosis verdünnen, da er sonst die Schleimhäute angreift. Zur sanften Stimulierung der Milz dient Grindelia 260 (Nestmann).

Huflattich- und Thymiantee dienen zur leichteren Schleimlösung belasteter Bronchien.

Man kann kein homöopathisches »Generalmittel« empfehlen, weil man dazu das individuelle Beschwerdebild genau kennen müsste. Falls man aber weiß, welcher Giftstoff konkret belastet, empfiehlt sich eine Nosodentherapie. Bei erwiesener Formaldehydbelastung z.B. reicht es nicht aus, sich nicht mehr in derart kontaminierten Räumen aufzuhalten, sondern man sollte auch das im Organismus gespeicherte Formaldehyd mit der »Nosode Formaldehyd« entgiften und ausscheiden helfen. Je nach Fall kommen die Potenzen D30, D60, D100 und/oder D400 infrage. Vor allen Dingen stellen Sie bitte Grünpflanzen auf (siehe den folgenden Abschnitt »Hauspflanzen und natürliche Luftreinigung«).

Zur Entgiftung von Pestiziden, auch verbotenen (DDT – wird in Entwicklungsländern noch immer großräumig versprüht und kann über den Luft- und Wasseraustausch auch zu uns zurückkommen –, Lindan etc.), muss der/die Behandler(in) zuerst ermitteln, welches Pestizid vorhanden ist. Dann kann die entsprechende Nosode helfen.

Hinweise zur gesunden Ernährung in deiner modernen Umwelt finden Sie im Kapitel »Lebensmittel: Der Nährstoff des Lebens«.

Die richtige Atmung ist ein wesentlicher Schlüssel zur Verminderung negativer Gesundheitsfolgen umweltbedingter Luftverschmutzung. Dazu bedarf es in erster Linie nicht einer bestimmten Technik, sondern der inneren und äußeren Aufrichtung und Öffnung von Lungen und Bronchien sowie der Erfahrung der so genannten Vollatmung. Eine zeitweise angewandte sachkundig ausgeführte Sauerstofftherapie wirkt unterstützend.

Auch ausgedehnte Spaziergänge durch Wald und Wiesen führen natürlich zu einer verstärkten Sauerstoffaufnahme, weil die Luft dort chlorophyllhaltiger ist als in den Ballungsräumen. Doch auch hier sollten Sie richtig atmen, um den vollen Nutzen der frischen, guten Luft zu gewinnen. »Richtig« atmen heißt tief und langsam einatmen und nicht nur den Brustkorb mit Luft füllen, sondern auch den »Bauch«. Es gibt spezielle Kurse für richtige Atmung – z.B. an den Volkshochschulen und im Rahmen von Yoga-Seminaren. Am günstigsten wäre es, wenn wir zur natürlichen, ungelenkten Vollatmung zurückfänden.
Sie sollten hin und wieder einen »Lufturlaub« machen und entweder an das Meer, in die Berge oder in eine naturbelassene Landschaft fahren.
Diese Heilvorschläge können und sollten als gegenseitige Ergänzung betrachtet, also nicht nur einzeln, sondern in Kombination angewendet werden. Allerdings: Keine Heilvorschläge helfen dauerhaft, wenn wir nicht dafür sorgen, dass die Luft an Wohn- und Arbeitsort endlich wieder sauberer wird.

Wie Sie vorbeugen können

Fast alle genannten Maßnahmen bieten sich auch zur Vorbeugung an. Zusätzlich sollten Sie daran denken, dass die Sonne die Bildung von roten Blutkörperchen und damit den Sauerstoffhaushalt anregt. Allgemein dienen alle sanften Methoden, die dem Kreislauf helfen, auch der Vorbeugung vor Folgen von Luftverschmutzung. Dazu gehören das Trockenbürsten der Haut mit einer weichen Bürste oder einem härteren Frotteetuch sowie leichte Gymnastik, Spaziergänge an der frischen Luft oder »Walking«.

Hauspflanzen und natürliche Luftreinigung

Der NASA-Wissenschaftler Dr. Bill Wolverton hat vor einigen Jahren aufregende Forschungsergebnisse vorgelegt: Gewöhnliche Hauspflanzen machen eine ganze Reihe giftiger Schadstoffe regelrecht unschädlich und entgiften und reinigen so unsere Atemluft. Die *New York Times*, die *Los Angeles Times*, die *Süddeutsche Zeitung*, das Wirtschaftsmagazin *Impulse*, *Geo* und andere Publikationen berichteten darüber. Der Redakteur dieses Buches und Autor Wulfing von Rohr hat Dr. Wolverton für die ZDF-Fernsehsendung »Vision« schon im Herbst 1991 aufgesucht und interviewt und kann deshalb sozusagen »aus erster Hand« berichten:

Mehr als zwanzig Jahre lang hat der Wissenschaftler aus Picayune im Bundesstaat Mississippi die Wirkung von Pflanzen und Mikroorganismen auf die Entgiftung von Umweltbelastungen in der Luft in geschlossenen Räumen erforscht. Seine Resultate waren geradezu sensationell. Unsichtbare und meist auch nicht riechende Formaldehydausdünstungen in der Atemluft wie Trichlorethylen, Benzol, Xylene und andere Umweltgifte aus Lösungsmitteln, Klebern, Möbelpolituren usw. werden von den »Gift fressenden« Pflanzen »vertilgt«! Dabei spielt nicht etwa die Blattgröße oder die Oberflächenausdehnung der Blätter die entscheidende Rolle. Für die Luftfilterung und -reinigung sind vielmehr die Pflanzenwurzeln und die im Boden lebenden Mikroorganismen genauso wichtig, oft sogar wichtiger. Dabei spielt es keine Rolle, ob die Pflanze in einem typischen Topf mit Blumenerde steht oder in Hydrokultur wächst.

Eine amerikanische Studie in einem Altersheim in Washington, D.C., hatte in den achtziger Jahren über fünfzig (!) verschiedene Umweltgifte in der Atemluft festgestellt, darunter

fünfzehn Stoffe, die als verdächtig gelten, Krebs auslösend zu sein.
Woher kamen die Giftstoffe in der Luft in geschlossenen Räumen? Aus formaldehydhaltigen geklebten Holzplatten und Pressspanplatten, aus langsam verdampfenden Teppichklebern, aus allmählich ausdünstenden Überzugslacken und Polituren, aus Kopiergeräten und Tinten, heiß werdenden elektrischen und elektronischen Geräten, aus denen feinste Metallstäube und Plastikvergasungen entstehen, aus den Rauchschwaden der Raucher(innen), aus Lösungsmitteln in Putzmitteln, giftigen Dämpfen, die Filzschreibern entwichen, oder flüssigen Fleckentfernern und, und, und.
Menschen atmen bekanntlich CO_2, also Kohlendioxid, aus, während Pflanzen O_2, Sauerstoff, »produzieren«. Darüber hinaus findet aber auch ein Austausch einer Vielzahl von organischen Spurenelementen und Chemikalien zwischen Menschen und Pflanzen statt. Dr. Wolverton hat für eine bereits im Januar 1991 vorgelegte Untersuchung über zwanzig Hauspflanzen systematisch auf ihre »Entgiftungsqualitäten« hin erforscht.

Praxishinweis

Zu den empfehlenswerten Pflanzen zählen vor allem:

- Farnkraut (Boston-Farn, Kimberley-Queen-Farn und andere Farnkrautgewächse),
- Einblatt (Friedenslilie),
- Philodendronpflanzen,
- Zwergdattelpalmen,
- aus der Familie der Drazänien der Drachenbaum, Janet Craig,
- Warneckii und Marginata,
- Zimmerefeu, Englischer Efeu (Hedera helix),

- Chrysanthemen (Pot Mum, Chrysanthemum morifolium),
- Dieffenbachien (Aronstabgewächse, Maculata),
- Indische Azaleen (Rhododendron indicum),
- Feige (Ficus benjamina),
- Efeutute (und Epipremnum aureum),
- Gerbera (Gerbera jamesonii) sowie
- die Spinnenpflanze (Chlorophytum elatum).

In manchen Publikationen wurden scheinbar exakte Angaben gemacht, wie viel Prozent des einen oder anderen Schadstoffs diese oder jene Pflanze angeblich unschädlich macht. Da streng kontrollierte Laborbedingungen zugrunde gelegt wurden, wäre es jedoch Augenwischerei, diese Angaben auf die Situationen in der Praxis einfach zu übertragen. Da hängt vieles doch von der Lüftung ab, ob im Raum offene Lösungsmittel, Kopierautomaten, frisch gestrichene Wände oder frisch lackierte Möbel stehen – und anderes mehr.

Wichtig im Sinne der Natürlichen Umwelt-Medizin ist zu wissen, dass es eine Reihe von Hauspflanzen gibt, die, miteinander kombiniert, ihr Leben lang dafür sorgen, unsere Atemluft entscheidend zu verbessern – und die »als Dreingabe« auch noch hübsch anzusehen sind! Leichter kann es uns Mutter Natur wirklich nicht mehr machen, als das ausbügeln zu helfen, was wir mit unserer aus dem Ruder gelaufenen »Zivilisation« in heillose Unordnung gebracht haben ... Damit ist allerdings keine Entwarnung gegeben. Die Beseitigung der Ursachen für die Luftverschmutzung hat natürlich nach wie vor erste Priorität.

Praxishinweis

Wie viele Pflanzen braucht man nun für Haushalt, Büro, Arbeitsstelle, Krankenhauszimmer, Altenheim oder anderswo? Welche Pflanzen soll man wählen? Dr. Wolverton empfiehlt, mindestens zwei bis drei oder vielleicht vier verschiedene Arten pro Raum aus der Liste der bereits genannten Pflanzen auszuwählen, besser noch sogar fünf oder sechs.

Man kann davon ausgehen, dass bei einer durchschnittlichen Schadstoffbelastung pro 10 Quadratmeter und bei einer Deckenhöhe von etwas unter 3 Metern zwei oder drei Pflanzen erforderlich sind, um den gewünschten Luftreinigungseffekt zu erzielen. Ein mittelgroßes Wohnzimmer mit vielleicht 25 Quadratmetern Wohnfläche braucht also etwa fünf bis sechs Pflanzen, um die Atemluft zu verbessern.

Für Büros, Kranken- und Altenzimmer sowie ähnliche Räume gilt, dass meist noch ein paar mehr Pflanzen aufgestellt werden sollten, weil vor allem in Büros leider häufig versäumt wird, ordentlich zu lüften. Generell sind umso mehr Grünpflanzen aus der Liste besser, je abgeschlossener und »abgedichteter« der Raum ist und je schlechter der Luftaustausch und die Luftzirkulation funktionieren.

Räume mit Klimaanlagen sind ohnehin höchst verdächtig, mit einer Mixtur all jener Bakterien, Schadstoffe und Umweltgifte voll gepumpt zu werden, die sich irgendwo im ganzen Gebäude befinden. Denken wir nur daran, dass z.B. die Luft in Toiletten in voll klimatisierten Gebäuden ja keineswegs überall gesondert abgesaugt wird ...

Je gesünder die Pflanze ist, desto besser wirkt sie. Die Pflege dieser Pflanzen gestaltet sich ganz normal so wie auch die von anderen Zimmerpflanzen. Also sollte man

z. B. auf keinen Fall zu viel gießen, weil durch überschüssige Feuchtigkeit Pilze und »Schimmel« in ihrem Wachstum begünstigt würden, welche die Atemluft aufs Neue unnötig belasten.

Übrigens hat Dr. Wolverton auch untersucht, wie Haus- und Industrieabwässer durch die gleichen Hauspflanzen so geklärt werden können, dass sich im klaren Restwasser Goldfische fröhlich tummeln können. In seinem eigenen Haus installierte er eine solche einfache Anlage. Damit lassen sich physikalische und chemische Filter ersetzen – und das funktioniert sogar bei stark mit Schwermetallen belasteten Industrieabwässern.

Der Forscher sagte im Interview: »Leider gibt es in der modernen Wissenschaft den anscheinend übermächtigen Drang, nach immer komplizierteren, hoch technisierten Lösungen für Probleme zu suchen. Dabei werden einfache, nahe liegende und uns von der Natur geschenkte Lösungen für Probleme übersehen oder sogar bewusst zur Seite gedrängt.« – »Warum einfach, wenn es auch kompliziert geht?«, ist man geneigt zu sagen ...

Für die Natürliche Umwelt-Medizin ist die Nutzanwendung dieser Symbiose zwischen Mensch und Natur, zwischen Umwelt und Pflanzen ein konkretes Beispiel dafür, dass die Natur uns praktisch alle Mittel kostenlos an die Hand gibt, um gesund zu werden und zu bleiben.

Rauchen

Dass Rauchen extrem gesundheitsschädlich ist, wird heute von keinem ernst zu nehmenden Mitmenschen mehr bestritten, auch nicht mehr von Wissenschaftlern und Ärzten, die selbst rauchen. Wir wissen inzwischen, dass das Passivrauchen leider auch sehr ernsthafte Risiken mit sich bringt. Heutzutage sterben an jedem Tag im Jahr mehr Menschen an den Folgen des Rauchens als an den Folgen aller anderen Suchtkrankheiten zusammen, einschließlich Drogen und Alkohol! In den USA sind es über zweitausend Menschen an jedem Tag – an jedem der 365 Tage im Jahr!

Bekanntlich sind die drei wichtigsten Risikofaktoren beim Rauchen Teerstoffe (»Kondensat«), welche Lunge und Bronchien verkleben, das süchtig machende und gefäßverengende Nikotin sowie das Sauerstoff vernichtende Kohlenmonoxid.

Fast unglaublich ist, dass es einen amerikanischen Autor gab, welcher noch in den neunziger Jahren ein Buch mit dem Titel *Rauchen und doch gesund leben* schrieb – nach dem Motto »Safer Smoking« – und der dazu bei uns sogar einen Verlag für die Veröffentlichung fand! Aber auch das ist unsere Wirklichkeit heute. Goethe schrieb einmal an einen Freund: »Das Rauchen macht dumm. Es macht unfähig zum Denken und Dichten.« Mehr ist dazu nicht zu sagen.

Nach einer Statistik des Nationalen Krebsinstituts der USA sterben jährlich 53 000 (!) Nichtraucher an den Folgen des unfreiwilligen Mitinhalierens von Rauchschwaden ihrer Zeitgenossen, also durch das so genannte Passivrauchen. Passivrauchen erhöht die Wahrscheinlichkeit, an Lungenkrebs zu erkranken, um 40 Prozent! Im amerikanischen Bundesstaat Oregon muss seit einigen Jahren ein Todesursachenregister geführt werden, das auch auf Rauchen eingeht.

»Jährlich sterben mehr als 110000 Menschen an tabakbedingten Krankheiten«, berichtet Martina Pötschke-Langer, Leiterin der Stabsstelle Krebsprävention des Deutschen Krebsforschungszentrums Heidelberg (www.rp-online.de vom 11. Januar 2005). Trotzdem wachse der Tabakindustrie weiterhin eine treue Kundschaft heran: »Deutschlands Jugendliche sind nach wie vor Weltspitze, was den blauen Dunst betrifft«, so die Heidelberger Expertin. 24 Prozent der Jungen und 23 Prozent der Mädchen rauchten täglich.
Lungenkrebs sei zwar der »Spitzenreiter« der Krankheiten, die auf das Rauchen zurückzuführen seien (zu 85 Prozent), er sei aber nur einer der Tumorarten, die sicher durch Tabak verursacht werden. Ein ursächlicher Zusammenhang bestehe auch bei bösartigen Geschwulsten im Mund-Nasen-Rachen-Raum, Kehlkopf, in der Speiseröhre usw. Nicht zu vergessen Herz-Kreislauf-Erkrankungen, Schlaganfälle und chronische Atemwegserkrankungen – um nur die wichtigsten zu nennen.

Zukünftige Entwicklung

Es wird sehr wahrscheinlich immer weniger geraucht werden – wenn auch nicht ganz freiwillig –, weil die aktiven und passiven Gesundheitsgefahren zu offensichtlich sind und die Nichtraucher sich stärker gegen den blauen Dunst zur Wehr setzen als in früheren Jahren.
Aufklärung sowie Ausstiegshilfen und die Raucherentwöhnung sind Maßnahmen, die das Rauchen eindämmen sollen. Ebenso wichtig sind aber auch gesetzliche Maßnahmen, wie sie in den letzten Jahren durchgesetzt wurden, z.B. das seit April 2003 geltende Abgabeverbot von Tabakwaren an Jugendliche unter sechzehn Jahren oder das Werbeverbot für Tabakwaren im Kino vor 18.00 Uhr sowie der Anspruch auf

einen rauchfreien Arbeitsplatz, der in der geänderten Arbeitsstättenverordnung festgeschrieben wurde.
Bei den meisten Fluglinien ist das Rauchen bereits total verboten und in den meisten öffentlichen Gebäuden auch. Es wird sicher nicht mehr lange dauern, bis auch auf *allen* Bahnhöfen, in Flughäfen, in Ämtern und in Kinofoyers endlich das Recht der Nichtraucher auf die Unversehrtheit ihrer Gesundheit geachtet wird.
Es wird wohl endlich Nichtrauchertarife nicht nur für Lebens-, sondern auch für Autoversicherungen geben. Und endlich gibt es in *jedem* Restaurant ganz selbstverständlich ein genügend großes, gut vor den Qualmern abgeschirmtes Nichtraucherareal, in dem man seine Speisen wirklich genießen kann. Oder – umgekehrt – man geht gar so weit wie die Italiener, ein Volk »fröhlicher Raucher«, bei denen seit Januar 2005 nicht mehr in öffentlichen Lokalen geraucht werden darf, außer in dafür vorgesehenen gut belüfteten Zonen.

Typische Krankheitswirkungen – körperliche Symptome

Die Liste der durchs Rauchen verursachten Krankheiten bzw. Beschwerden ist lang: Wie zum Teil schon gesagt wurde, sind es Herz- und Kreislaufprobleme, Atemwegsbeschwerden, Durchblutungs-, Verdauungsstörungen, mangelhafte Sauerstoffversorgung von Gehirn, Blut und Zellen, Konzentrationsschwäche, Nervosität usf.
Das Lungenkrebsrisiko der so genannten Passivraucher liegt zwischen 30 und 50 Prozent höher im Vergleich zu solchen Menschen, die im Büro, in der Fabrik oder zu Hause keine Raucher um sich haben! Besonders schlimm sind Kinder betroffen. Über 50 Prozent aller Kinder können als

Passivraucher den Schwaden ihrer unbewussten Eltern nicht ausweichen. Und rauchende Frauen haben im Durchschnitt dreimal mehr Probleme mit der Schwangerschaft – von den Schäden für die Babys, die meist zu klein gewachsen sind, gar nicht erst zu sprechen.

Gefühlsmäßige und geistige Entsprechungen

Wer raucht, meint unbewusst, nicht mit seinem Schicksal allein fertig werden zu können. Es liegt der Wunsch bzw. das Bedürfnis nach »Vernebelung«, nach Einhüllung in Rauch vor.
Eine weitere wichtige psychische Entsprechung ist ein ungestilltes, unklares, unerfüllbares oder nicht ausgelebtes Liebesbedürfnis.

Heilvorschläge

Kein einziger Heilvorschlag hat Sinn, wenn Sie nicht erst einmal das Rauchen ganz aufgeben. »Rauchen und trotzdem ›gesund‹« funktioniert nicht. Es dauert (leider) sieben Jahre, bis die Bronchien gereinigt sind – weil sich erst nach jeweils sieben Jahren der Körper in all seinen molekularen Bestandteilen erneuert hat.
Sobald Sie mit dem Rauchen aufhören (vielleicht mithilfe der Ohrakupunktur), wäre es günstig, dass Sie Ihren Kreislauf und Ihr Nervensystem stärken, um nicht unnötig unter Entzugserscheinungen zu leiden und Ihren Körper wieder ganzheitlich zu regenerieren.
Ich empfehle Crataegus, ein pflanzliches Herz- und Kreislaufmittel, sowie Ginkgo biloba zur Belebung und Regene-

ration. Morgens und nachmittags sollte ein Nierentee getrunken werden – ich schlage meinen Patienten auch gern eine Mischung vor –, um die Entgiftungsfunktion der Nieren anzuregen (siehe Anhang). Ohne eine gute Nierenfunktion bricht der Kreislauf zusammen.

Damit die meist lange Jahre hindurch angesammelten Giftstoffe nun auch wirklich ausgeschieden werden können, müssen Leber und Galle gestärkt werden. Dazu dienen Bittermittel (Tees, Extrakte bzw. Säfte), u.a. aus Löwenzahn, Wermut, Artischocken oder Mariendistel. Es gibt ausgezeichnete Leber-Entgiftungspräparate (siehe Anhang).

Zur Nervenberuhigung dienen Baldriantees, am Abend zu trinken; auch Vitamin-B-Komplexmittel unterstützen die Gesundung – die Dosierung empfiehlt Ihnen Ihr Behandler.

Raucher und ehemalige Raucher haben meist einen Magnesiummangel, der durch Magnesium phosphoricum D6 (biochemische Schüßler-Mittel) ausgeglichen werden kann.

Damit Schleime, Sekrete und Ablagerungen in den Bronchien sich lösen können, muss die Funktion der Thymusdrüse aktiviert werden. Das geschieht durch tägliche Farblichtbestrahlung mit Lemon (Gelbgrün), tägliches Klopfen mit den Fingerspitzen auf die Thymusdrüse – jeweils morgens zusammen zirka 5 Minuten. Oder Sie stellen für mindestens 10 Minuten Ihr Glas Wasser auf einen Farbuntersetzer in der Farbe Lemon. Das sollte so lange durchgeführt werden, bis die Bronchien entschleimt sind. Das merkt man u.a. daran, dass man morgens keinen Räusperhusten mehr hat bzw. man nicht mehr das Bedürfnis hat, Schleim abhusten oder ausscheiden zu müssen.

Ganz wichtig ist eine Lymphentschlackung und -entgiftung (siehe Anhang).

Zur naturheilkundlichen Nikotinentgiftung empfiehlt sich eine Mischung aus mehreren Pflanzenheilmitteln und homöopathischen Medikamenten. Der Körper muss, ähnlich wie nach dem Ersatz von Amalgam in den Zähnen, nun

auch noch in den Zellen und auf der »Informationsebene« vom Nikotineinfluss befreit werden. In meiner Praxis haben sich für Frauen und Männer unterschiedliche Kombinationen gut bewährt.
Zuvor ist es nützlich herauszufinden, was die emotionale Ursache für die Rauchsucht gewesen ist – also z.B. Kummer, Stress, Enttäuschung, Liebesbedürfnis usf. Die Bach-Blüten, und hier insbesondere die sieben Hauptgruppen, eignen sich dafür gut. Nach der Zuordnung von sieben wesentlichen Gesundheitskräften nach Dr. Bach zu seinen sieben Problem- und Ursachengruppen sollte also ermittelt werden, ob der Raucher bzw. die Raucherin vor allem Urvertrauen, aktive Teilnahme oder etwas anderes braucht.

Praxishinweis

Als Beispiel eine mögliche Mittelkombination in Tropfenform (lassen Sie sich von Ihrem Behandler beraten):

- Ignatia D6 (meist bei still leidenden Frauen),
- Lobelia D4,
- Taraxacum D4,
- Lycopodium D4 (alles oben je 10 Gramm);
- Extr. Hyperici fl.,
- Extr. Crataegi fl.,
- Plantago (Urtinktur) (auffüllen zu gleichen Teilen auf 100 Gramm).

Von dieser pflanzlichen Tinktur sollten Sie drei Wochen lang dreimal täglich 21 Tropfen einnehmen.
Wenn Sie mehr zu den »Managertypen« gehören, nehmen Sie anstelle von Ignatia D6 Nux vomica D6.

Zur Regeneration der Blutgefäße – welche durch das Rauchen stark geschädigt werden, weil das Nikotin gefäßverengend wirkt – sollte man die gesamte Hautoberfläche längere Zeit hindurch immer wieder mit einer weichen Bürste oder einem harten Frotteehandtuch trocken bürsten. »Der Mensch ist so alt wie seine Gefäße«, lautet eine Weisheit aus dem Volksmund. Haben Sie sich nicht auch schon oft gewundert, warum Menschen, die viel und lange rauchen, älter aussehen und schlechtere Haut haben, als es ihren biologischen Jahren entspricht? Die Haut wird grau, faltig und verbraucht. Auch Kopfmassagen und »cranio-sacrale« Kopfarbeit dienen der Regeneration der Gefäße, eben vor allem im Kopfbereich.
Zur Verbesserung der Durchblutung allgemein empfiehlt sich häufig eine Sauerstofftherapie und immer eine bewusstere, vertiefte Atmung – natürlich nur dann, wenn Sie sich in guter Luft befinden.
Von der Ernährung her können wir die Regeneration gleichfalls wesentlich unterstützen (siehe das Kapitel »Lebensmittel«). Auf jeden Fall sollte tierisches Eiweiß (vor allem Fleisch, Wurst und Eier) nach Möglichkeit gemieden werden. Schweinefleisch zu vermeiden ist ein absolutes Muss (denn es steckt voller Stoffwechselgifte)!
Erst bei einer Verdreifachung der normalen Vitamin-C-Versorgung nähern sich die Blutwerte von Rauchern jenen von Nichtrauchern. Das durch Zigaretten erhöhte Herzinfarktrisiko kann noch einmal steigen, wenn eine Vitamin-C-Unterversorgung vorliegt. Zirka 300 Milligramm Vitamin C täglich für ein bis vier Wochen gilt als ein Mindestmaß für Raucher, die gerade ihrem Laster abgeschworen haben. Am besten ist natürliches Vitamin C aus Früchten oder etwa Petersilie, notfalls als Acerola- oder Kamu-Kamu-Tabletten aus dem Reformhaus oder Naturkostladen. Es wäre allerdings ein Trugschluss zu glauben, man könne ruhig weiterrauchen, wenn man nur genügend Vitamin C zu sich nähme!

Wie Sie vorbeugen können

Als Passivraucher können wir uns am sichersten schützen, indem wir unser Naturrecht auf natürliche Atemluft und unbelastete Gesundheit einfordern.
Wenn es sich absolut nicht vermeiden lässt – auch nicht mit häufigem und nachhaltigem Lüften –, dass wir ab und zu den blauen Dunst und Qualm mit einatmen, müssen wir vor allem für eine gute Sauerstoffversorgung vorher und nachher sorgen. Dazu gehören richtige Atmung, Spaziergänge an der frischen Luft, viel natürliches Vitamin C, die Klopfübung auf die Thymusdrüse, viel Frischkost und notfalls eine zeitlich begrenzte Sauerstofftherapie.
Am besten ist eine gehörige Bergwanderung: Bei dem beschwerlichen Aufstieg kommen Sie hoffentlich gut ins Schwitzen und scheiden giftige Ablagerungen leichter aus bzw. husten Sie ab. Oben auf dem Berg ist meist eine reinere Luft. Und wenn Sie wieder absteigen, produziert der Körper mehr rote Blutkörperchen, die unser Organismus braucht, um den Sauerstoff zu transportieren.

Smog im Alltag

Smog ist bekanntlich die »Dunstglocke« aus Abgasen, Rauch und Nebel über Großstädten und Industriegebieten. Das Gemisch, vor allem Schwefeldioxid, Stickstoffdioxid und Kohlenmonoxid sowie Schwebstaub und Schwebestoffe, kann gesundheitsschädigende Folgen haben.
Smog entsteht bei »stehender Luft«, wenn also aufgrund einer so genannten Inversionswetterlage kein normaler Aus-

tausch zwischen den Luftmassen stattfindet. Gefährdet sind Kleinkinder, Kinder, kranke und alte Menschen.
Im Sommer bildet sich bei starker Sonneneinstrahlung zusätzlich auch noch Ozon, wodurch die Gefahr erhöht wird.

Typische Krankheitswirkungen – körperliche Symptome

Häufige Symptome sind die Reizung von Schleimhäuten und Atemwegen einschließlich Halsschmerzen, Kreislaufstörungen, Herzbeschwerden, »Pseudokrupp« bei Kleinkindern, asthmatische Reaktionen, Allergien, allgemeine Müdigkeit, Leistungsabfall, Kopfweh, Magenbeschwerden und Übelkeit, gesteigerte Unruhe, Harnwegsinfekte (über die Nieren, in denen die Schwermetalle abgelagert werden), bei Frauen Zyklusstörungen, bei Schwangeren Neigung zu Fehlgeburten, bei Mann und Frau unter Umständen Unfruchtbarkeit.

Heilvorschläge

Nieren und Darm müssen zur Giftausscheidung angeregt werden. Für die Nieren helfen Tees und/oder pflanzliche Mittel, wie sie unter den Heilvorschlägen zum Thema »Luft« bereits beschrieben wurden. Dem Darm helfen auch die beim Thema »Rauchen« beschriebenen Lebermittel.
Der Sauerstofftransport muss verstärkt werden, damit sich keine Übersäuerung im Körper manifestiert. Übersäuerung ist die Ursache von Schmerzen.
Um Giftstoffe zu binden, empfehle ich die Einnahme von Heilerde und Meer-Löß-Moor. Fastenkuren reinigen unseren Organismus, am besten verbunden mit Bindegewebsmassa-

gen. Wieder erweist sich das Trockenbürsten als zusätzlich hilfreich.
Als homöopathisches Leitmittel gelten Hepar sulfuris oder Sulfur ab D30 (Vegetariern und vom Bewusstsein her weiter entwickelten Menschen empfehle ich manchmal höhere Potenzen). Wenn es sich um Smogbelastungen handelt, die sich genau auf ein oder zwei Schadstoffe eingrenzen lassen, kommt die entsprechende Nosode zur Anwendung.
Um den Stoffwechsel anzuregen und die Giftstoffe besser auszuscheiden, sollte man Gymnastik oder Sport treiben – natürlich nicht direkt neben einer dicht befahrenen Straße oder unter einem Fabrikschornstein.
Vitamine und Spurenelemente als Nahrungsergänzung gleichen möglicherweise entstandene Defizite aus, denn Smog bindet diese Stoffe im Körper. Welche Vitamine und Spurenelemente wir brauchen, lässt sich u.a. mit kinesiologischen Tests herausfinden.

Wie Sie vorbeugen können

Smog und Autoabgasen sowie Industriesmog sollte man sich natürlich, so weit es geht, gar nicht erst aussetzen. Wenn es möglich ist, wechselt man im Notfall besser den Arbeitsplatz und/oder den Wohnort. Die Gesundheit ist bei solchen Entscheidungen in der Regel höher zu bewerten als die Höhe des Einkommens.
Gesellschaftspolitische Maßnahmen bestünden in einer weiteren drastischen Begrenzung der »Schadstoffemissionen«, also der gesundheitsgefährdenden und umweltbelastenden Abgase aus Autos, Heizungen, Kraftwerksanlagen und Industriebetrieben, in einer Vermeidung von asbesthaltigen Produkten usf. auf globaler Ebene.
Die individuelle Vorbeugung besteht in der relativ einfachen

Maßnahme, möglichst viel im Wald spazieren zu gehen. Natürlicher kann man nicht vorbeugen. Bleiben Sie auch im Alltag bewusst und setzen Sie sich, Ihre Familie und andere Menschen nicht unnötigen Smogbelastungen und anderen Luftverschmutzungen aus – durch unnötiges Laufenlassen des Automotors, unbedachtes Verbrennen von Müll, vor allem plastikhaltiger Abfälle, im Garten oder in der Natur, durch unnötige Verwendung von Spraydosen mit Treibgasen, Pflanzen»schutz«mitteln usw.

Und bedenken Sie, wie Sie wohnen! Ist die Wohnung bzw. das Haus wenigstens einigermaßen nach baubiologischen Gesichtspunkten gebaut worden? Oder verdampfen immer noch Formaldehyd, Asbest, PCP (giftiges Holz»schutz«mittel) und andere Schadstoffe laufend in kleinen, aber riskanten Dosen aus Platten, Wänden, Möbeln etc.?

Katalysatoren

Noch einige Worte zum Kat, einem versteckten Risiko: Feine Platinausdünstungen des Katalysators können zu allergischen und/oder toxischen Reaktionen führen. Besonders Frauen reagieren stark negativ auf Platin. Deshalb sollte man in einem Auto mit Kat stets für gute Durchlüftung sorgen. Es wurden bisher Kopfschmerzen, Übelkeit, unbestimmtes Unwohlsein, allergische Reaktionen, Vergiftungserscheinungen und nachlassende Libido beobachtet.

Bei Kontaminationen durch den Kat sollte man z.B. mit homöopathischem Hepar sulfuris oder Platin entgiften. (Bitte fragen Sie Ihren Behandler.)

Das Problem Klimaanlage

In den späten sechziger und siebziger Jahren, teils noch bis in die achtziger Jahre hinein betrachteten es viele Menschen als »fortschrittlich«, in neuen größeren Gebäuden eine Klimaanlage einbauen zu lassen. Mein früherer Lebensgefährte hat bald sieben Jahre lang im fünfstöckigen ZDF-Gebäude in München-Unterföhring selbst miterleben können, wohin dieser vermeintliche Segen der modernen Welt führt: zu überdurchschnittlich vielen Erkältungskrankheiten, Reizungen der Schleimhäute, geradezu epidemischen Erkrankungen, sobald irgendein Bazillus einmal vom Klimasystem in genügender Anzahl gut umgewälzt wurde, Kopfschmerzen, gereizten Nerven, Schimmelbildung an den Ein- und Auslassschächten in den Räumen, Zugluftbildung, laufend Problemen mit zu trockener Luft u. v. m.

Inzwischen ist bekannt, dass sich in Klimaanlagen mit Luftwäschern oder Rückkühlwerken, aber auch in Whirlpools und Duschen Wärme (etwa 23 bis 55 Grad Celsius) liebende Süßwasserbakterien entwickeln können, die »Legionellen« genannt werden. Die Legionellen werden zusammen mit feinsten Wassertröpfchen eingeatmet; deshalb könnte man sie eigentlich auch als einen Unterpunkt beim Thema »Wasser« behandeln.

In der Praxis habe ich herausgefunden, dass die Legionellen erst entstehen, wenn der Wasserboiler nicht richtig geerdet ist. Eine hochinteressante Sache, der nachgegangen werden sollte. Die Hersteller moderner Klimaanlagen sind sich des Problems natürlich längst bewusst und haben mit technischen Erneuerungen darauf reagiert. Dennoch ist nicht jede Klimaanlage auf dem neuesten Stand, und außerdem muss eine Anlage auch regelmäßig gewartet werden, sodass hier keine generelle Entwarnung gegeben werden kann.

Zukünftige Entwicklung

Wenn wir als mündige Bürger unseren Mund aufmachen und als Arbeitnehmer – im Verein mit aufgeschlossenen Arbeitnehmervertretern – *vor* dem Bau neuer Großraumbüros, Fabrikhallen, Hochhäuser usf. darauf hinzuwirken versuchen, dass an die natürliche Gesundheit gedacht wird, so haben wir eine gewisse Chance durchzusetzen, dass keine Klimaanlagen an unseren Arbeitsstätten eingebaut werden, sondern Fenster, die man öffnen kann. Insgesamt hoffen wir, unsere Einschätzung möge richtig sein, nämlich dass immer mehr Menschen Vernunft annehmen und der Anteil an »vollklimatisierten« Räumen sinkt, anstatt weiter zu steigen.

Typische Krankheitswirkungen – körperliche Symptome

Bindehautentzündungen, Schnupfen, Verlust des Geruchssinns, asthmaartige Reaktionen, Schleimhautentzündungen, Hautausschläge, Juckreiz, Magenbeschwerden und -geschwüre, Übelkeit, Allergien (insbesondere über Schimmelpilze) und bakterielle Infektionen sind die häufigsten »Nebenwirkungen« der vermeintlich segensreichen Klimaanlagen.

Die bereits erwähnten Legionellen verursachen weit mehr Lungenentzündungen als bisher gedacht, heißt es in der *Ärzte Zeitung* vom 23. Juni 2004. Jährlich erkranken dieser Quelle zufolge in Deutschland mindestens 30 000 Menschen an der potenziell tödlichen Pneumonie, etwa 10 Prozent sterben an der Infektion. Andere Quellen sprechen von etwa zehntausend Infizierten. Besonders gefährdet sind Menschen

mit einem geschwächten Immunsystem oder Patienten, die Cortison einnehmen.
Die durch Legionellen verursachte, manchmal tödlich verlaufende »Legionärskrankheit«, die sich in leichteren Stadien wie eine Art Grippe bemerkbar macht, heißt deshalb so, weil sie zum ersten Mal bei einem Kongress (in klimatisierten Räumen) amerikanischer »Legionäre«, Kriegsveteranen, auftrat; damals starben zahlreiche Teilnehmer.

Gefühlsmäßige und geistige Entsprechungen

Es kommt nicht von ungefähr, dass wir im Zuge der Industrialisierung, der materialistisch eingestellten Massengesellschaft mit ihrer Massenproduktion und ihrem Massenkonsum auf den Wahnwitz hereingefallen sind, dass angeblich alles oder doch fast alles »machbar« ist. Und so müsste es doch, verdammt nochmal, möglich sein, wenn wir es nur richtig anpacken, auch noch die Luft und das Wasser künstlich herzustellen ...
Die natürliche Luft ist uns, scheint's, nicht mehr gut genug. Dass es vielleicht mal etwas wärmer, mal etwas kühler wird, mal feuchter und mal trockener, wollen wir nicht mehr hinnehmen (wobei in unseren Breitengraden aber fast nie eine solche Trockenheit herrscht, wie die Klimaanlagen sie produzieren, falls wir nicht aufpassen). Als absurder Vorwand dient dann oft genug der Hinweis auf industrielle Luftverschmutzung und Verkehrsabgase, vor denen uns nun die Klimaanlagen auf wundersame Weise schützen sollen. Da soll der Teufel mit dem Beelzebub ausgetrieben werden. Erst verpesten wir die Luft, setzen unsere Arbeitnehmer in Produktionsstätten ein, deren Atemluft nachgerade giftig ist, und dann zaubern wir das weiße Kaninchen Klimaanlage aus dem Hut, und alles wird wieder ganz gut? Wer's glaubt ...!

Wann packen wir die Probleme endlich an der Wurzel an? Erst wenn wir kaum noch aus dem selbst geschaufelten Grab herausschauen können?

Heilvorschläge

Wenn irgend möglich, suchen Sie sich besser einen weniger belasteten Arbeitsplatz. Falls das nicht geht, können folgende Maßnahmen bereits vorhandene Beschwerden oft lindern und vermindern.

Stärken Sie Ihr Immunsystem! Dazu muss der Darm saniert werden – mit Fasten- und Reinigungskuren, Heilerdegaben und mit der Sanierung einer eventuell gestörten oder sogar bereits zerstörten Darmflora. Symbioflor oder Mutaflor etwa werden gern dafür genommen.

Zur ganzheitlichen Darmsanierung gehören auch die Bach-Blüten, die von Dr. Bach ja als natürliche »Nachfolgemittel« zu seinen sieben Darmnosoden erforscht wurden. Welche Bach-Blüten infrage kommen, stellen Sie sehr einfach mit dem Heilblüten-Farbkartentest fest (siehe Anhang).

Die Aktivierung der Thymusdrüse mit Farbbestrahlung und unter Umständen mit Farbakupunktur wird empfohlen, um das Immunsystem von innen heraus zu stärken. Man nimmt die Farbe Lemon, also Gelbgrün – auch als Farbuntersetzer. Ebenso hilft, mehrmals am Tag mit den Fingerspitzen auf die Thymusdrüse zu klopfen.

Echinacea und Eleutheroccocus wirken als pflanzliche Heilmittel zur Stärkung des Immunsystems.

Wie man vorbeugen kann

Nehmen Sie möglichst keine Arbeitsstelle an, die in einem »vollklimatisierten« Gebäude ohne Frischluftzufuhr ist. Wenn Sie schon in einem solchen arbeiten, orientieren Sie sich doch, ob Sie sich nicht an einen Arbeitsplatz in einem natürlichen Umfeld versetzen lassen können. Wenn das auch nicht geht, versichern Sie sich bzw. wirken Sie darauf hin, dass die Klimaanlage regelmäßig und sachverständig gewartet, die Luftfeuchtigkeit in den Räumen gemessen wird und sich bei mindestens 50 Prozent relativer Luftfeuchtigkeit befindet (stellen Sie notfalls ein selbst gekauftes Hygrometer auf, um sie zu messen, und tragen Sie Probleme dem Betriebsrat vor). Achten Sie insbesondere darauf, dass die Ein- und Auslassschächte und -schlitze regelmäßig wirklich gründlich gesäubert werden.
Und last but not least: Lesen Sie noch einmal die Hinweise in dem Abschnitt »Hauspflanzen und natürliche Luftreinigung«. Wenn es sich also überhaupt nicht vermeiden lässt, dass wir in Räumen mit Klimaanlagen arbeiten, dann sollten wir zumindest reichlich gute Pflanzen hineinstellen.

Unser Wasser: Die Quelle des Lebens

Reines Trinkwasser und gute Gesundheit

Problemsituation heute

Vor dem Zweiten Weltkrieg stellten Bakterienverseuchung und Schwermetallbelastung (Bleirohre) die wichtigsten Gesundheitsgefahren im Trinkwasser dar. Die schlechten Sanitärverhältnisse gerade bei der Trinkwasserversorgung waren und sind fallweise immer noch für die rapide Ausbreitung von Choleraepidemien und anderen Seuchen in den so genannten Entwicklungsländern verantwortlich.
Die Anforderungen an die Trinkwasserqualität werden in Deutschland seit dem 1. Januar 2003 nach der europäischen Trinkwasserrichtlinie beschrieben, die in nationales Recht umgesetzt wurde. Diese europäische Trinkwasserrichtlinie stellt den höchsten internationalen Standard dar. Jedoch ist die deutsche Verordnung bei einigen Regeln und Grenzwerten schärfer gefasst.
Danach muss das Lebensmittel Trinkwasser einwandfrei sein hinsichtlich Geruch, Geschmack und Aussehen (Trinkwasserverordnung). Das Wasser muss gemäß der Trinkwasserverordnung den mikrobiologischen Anforderungen genügen. Es muss zum Trinken geeignet sein und darf keine Krankheitskeime enthalten. Es muss die strengen Toleranzwerte sowie Grenzwerte für Inhaltsstoffe erfüllen. Es muss in physikalischer und chemischer Hinsicht für den menschlichen Genuss geeignet sein.
Die Probleme heute liegen dennoch in der möglichen Schwermetallbelastung, selbst wenn die Mengen klein sind,

bei Warmwasser in der möglichen Keimverseuchung durch Legionellen. Häufig sind in unserem normalen Trinkwasser aus der Leitung anorganische Schwermetalle (Blei, Kupfer, Nickel, Barium, Cadmium, Chrom, Quecksilber, Nitrate, Nitrite, Arsen u. a.), organische Chlorverbindungen (wie Benzol, Tetrachlorkohlenstoff, Trichlorethylen, Methoxychlor) sowie chemische Stoffe aus dem Pflanzen»schutz« und der Schädlingsbekämpfung enthalten.

So weiß man, dass vor 1973 gebaute Häuser zum Teil noch Bleirohre für die Trinkwasserleitungen besitzen. Danach wurden keine Bleirohre mehr verwendet.

Das Problem liegt in der stetigen täglichen Kleinmengenbelastung. Blei beeinträchtigt die Blut- und die Intelligenzentwicklung bei Ungeborenen, Säuglingen und Kleinkindern. Besonders empfindlich auf Blei reagiert das sich entwickelnde kindliche Nervensystem. Beim Erwachsenen wird Blei ausgeschieden oder in den Knochen eingelagert.

Das Amtsgericht Hamburg entschied schon im Jahr 1989, dass eine Mieterin ihre Miete um 10 Prozent kürzen durfte, weil ihr Trinkwasser einen zeitweise unzulässig hohen Bleigehalt besaß. Die genannten Stoffe sind je nach Menge und Häufigkeit ihres Vorkommens und den Wechselwirkungen untereinander zumindest unangenehm, gesundheitsschädlich, möglicherweise aber auch geradezu giftig. Und der Geschmack des Wassers leidet bisweilen stark.

In stehendem warmem Wasser unter 60 Grad in Boilern können sich krank machende Bakterien entwickeln, z. B. ebenjene Legionellen, wie schon gesagt wurde. Beim Kontakt – durch Einatmen über die Luftbefeuchtung in Klimaanlagen oder sogar beim Duschen – kann daraus die so genannte Legionärskrankheit entstehen, von der im Abschnitt über die Klimaanlagen die Rede war. Ich bin der Ansicht, dass sich Bakterien allerdings nur dann im Wasser ansiedeln können und sowohl »heimisch« wie »aggressiv« werden, wenn das Wasser übersäuert ist.

Zukünftige Entwicklung

Europa ist weltweit führend in Sachen Umweltschutz, und es gelten strenge Richtlinien zum Schutz von Gewässern. Doch das Problem ist global. Wenn mit der Überdüngung in der Landwirtschaft fortgefahren wird, mit mineralischen Düngemitteln und dem Einsatz von chemischen Pflanzen»schutz«mitteln, mit der Einleitung von Industrieabwässern in Flüsse, mit der Luftverschmutzung (die sich über den »sauren Regen« und die Bodenbelastung wieder auf das Wasser niederschlägt), mit der mangelhaften Sanierung von Abfalldeponien, wenn beim Ausstieg aus der Atomenergie immer wieder Kompromisse gemacht werden (jeder »Unfall« kann auch zur erneut verstärkten radioaktiven Belastung von Trinkwasser führen), dann wird es lange dauern, bis die Wasserqualität den wirklichen Ansprüchen genügt.

Und es ist eine relativ neue Gefahr aufgetaucht: die Gentechnologie. Man kann noch nicht in vollem Maße absehen, welche genmanipulierten Stoffe ins Trinkwasser gelangen werden und wie unser Körper dann darauf reagieren wird. Sicher muss man aber davon ausgehen, dass jede neue Irrsinnstechnologie auch neue, unabsehbare Irrsinnsfolgen gebären wird – die wir dann wiederum mit »verbesserter« Technologie »in den Griff« zu bekommen versuchen werden. Ist Ihnen das etwas zu viel Zivilisationspessimismus? Die Wirklichkeit der schädlichen Umweltbelastungen war bisher leider immer noch wesentlich schlimmer als von den Kritikern befürchtet ...

Wie können wir global eine weitere Verschlechterung der Trinkwasserqualität verhindern? Wohl nur, wenn wir einsehen, dass eine hemmungslose Industrialisierung die Wurzel fast aller unserer Zivilisationsübel ist. Man könnte auch sagen, dass mangelnde spirituelle Einsicht das Grundübel ist, das der rücksichtslosen Industrialisierung erst den Boden bereitet. Lassen Sie uns also z.B. dafür sorgen, dass sich diejenigen politischen Kräfte durchsetzen, die sich für einen konsequenten Umweltschutz einsetzen.

Typische Krankheitswirkungen – körperliche Symptome

Man muss bei jedem Patienten natürlich genau den Einzelfall klären, um andere Einflüsse ausschließen zu können, wie solche aus der Nahrung, der Luft, von Medikamenten usw. Generell können durch die Verwendung qualitativ schlechten Wassers jedoch Übelkeit, Schwächeanfälle, Durchfall, Fieber und Infektionskrankheiten auftreten.

Gefühlsmäßige und geistige Entsprechungen

Ohne Luft kein Leben – ohne Wasser kein Leben. Wir bestehen zu gut drei Vierteln aus Wasser, zwei Drittel der Erdoberfläche ist von Wasser bedeckt. Wasser muss fließen, pulsieren, wie Blut und Lymphe. »Panta rhei«, alles fließt, wusste die griechische Philosophie. Heute müsste man den Satz erweitern: Alles Gesunde fließt – alles Kranke stockt und staut. Und je mehr Fließkreisläufe mit fremdartigen Substanzen belastet werden, desto mehr geraten sie in Stockung und Stauung.
Auf der Erde findet ein ständiger Austausch von Wasser statt – zwischen Verdunstung über den Meeren, Wolkenbildung und Abregnung, Speicherung in der Erde, Abfluss in Strömen und Bächen zum Meer. Der Mensch ist in diesem Kreislauf ein Nutznießer, der die lebensnotwendige Balance nun endgültig zu zerstören droht.

Im Mutterleib befindet sich der Embryo in einem fließenden Austausch mit dem Fruchtwasser, das ihm Geborgenheit spendet, und dem Blutstrom der Mutter, der ihm Leben schenkt. Auch hier ist Wasser wieder Hauptbestandteil.
Der Wasserkreislauf zwischen Mensch und Erde, zwischen Mikrokosmos und Makrokosmos, dient als ein sinnfälliges Modell für unsere seelische, geistige und körperliche Gesundheit. So heißt es schon bei Johann Wolfgang von Goethe (aus dem »Gesang der Geister über das Wasser«):

»Des Menschen Seele gleicht dem Wasser:
Vom Himmel kommt es, zum Himmel steigt es,
und wieder zur Erde muss es, ewig wechselnd.«

Heilvorschläge

Kontaminiertes Wasser sollten Sie völlig vermeiden! Trinken Sie stattdessen gutes, reines Quellwasser, das wir auch in Flaschen abgefüllt kaufen können.
Heilerde und Meer-Löß-Moor helfen, unseren Organismus wieder zu entgiften, indem sie die Schadstoffe im Darm binden, wonach diese ausgeschieden werden (Einnahme nach Beschreibung, bei akutem Anlass dreimal täglich).
Gute Milch aus der biologischen bzw. biodynamischen Milchviehwirtschaft sowie selbst ausgelassenes reines Butterschmalz (»Ghee«, Zubereitung siehe Seite 214) dienen zum Knochenaufbau und zur Skeletterhaltung.
Nieren und Leber sollten aktiviert werden, um die Entgiftung zu fördern. Neben den bekannten Mitteln (siehe z. B. den Abschnitt »Heilvorschläge« zum Thema Rauchen) empfehle ich, morgens und nachmittags jeweils zwei bis drei Tassen Goldrutentee zu trinken. Auch hier achten Sie bitte auf gutes Wasser für die Zubereitung. Übrigens: Sie sollten

keinen Tee länger als drei bis vier Wochen hintereinander täglich trinken, da auch Tees »Drogen« sind.
Falls die Giftstoffe, die Sie mit schadstoffbelastetem Wasser aufgenommen haben, eindeutig bekannt sind, wäre es ratsam, zusätzlich mit den entsprechenden Nosoden zu behandeln: z.B. Nosode Waschmittel (das gibt es wirklich!), Nosode Asbest, Nosode Pestizide, Nosode Cadmium, Nosode Blei, Nosode DDT, Nosode Lindan, Nosode Atrazin, Nosode Aqua r 500 bei radioaktiv belastetem Wasser, die Nosoden für bakterielle Verseuchungen, nämlich Coli, Typhus, Paratyphus und Ruhr, dann die Virus-Nosoden Polio und Hepatitis u. a. sowie Nosoden der Hormone und Antibiotika.
Zur Darmsanierung bei Verseuchung durch Schadstoffe im Wasser sind immer wieder die Bach-Blüten zu empfehlen. Welche, können Sie selbst mit dem Heilblüten-Farbkartentest (siehe Anhang) feststellen.

Wie Sie vorbeugen können

Die Wasseraufbereitung in Wasserwerken mit herkömmlichen physikalischen und chemischen Methoden, der Verzicht oder zumindest die starke Verminderung der Kunstdüngerverwendung in der Landwirtschaft und das generelle Verbot für die Einleitung ungeklärter Industrieabwässer und Gemeindeabwässer in unsere Seen und Flüsse sind die wichtigsten Maßnahmen im gesellschaftspolitischen Rahmen. Im Abschnitt über die Hauspflanzen wurde schon kurz darauf hingewiesen, dass Dr. Wolverton auch für die Klärung stark verschmutzter Haus- und Industrieabwässer natürlich-biologische Methoden erforscht hat, die wesentlich wirksamer sind als die herkömmlichen.
Die Wasserrohre innerhalb der Haushalte sollten regelmäßig überprüft werden. Wie gesagt wurden in vielen Häusern bis

1973 Bleirohre eingebaut, die man noch nicht überall ausgewechselt hat.

Was die Trinkwasseraufbereitung im Haushalt angeht, so gibt es eine Reihe von »Filtern«: z.B. Ionenaustauscher, Aktivkohlefilter oder Umkehrosmoseanlagen. Teils sind sie als Tischgeräte, teils zum Anschluss an den Wasserhahn entworfen. Da das Trinkwasser in jeder Gegend unterschiedlich belastet ist – in landwirtschaftlich stark genutzten oft mit mehr Nitrat und Pestizidrückständen, in alten Häusern manchmal mehr mit Blei aus den Leitungen, in Großstädten und in der Nähe von (chemischer) Industrie mehr mit Schwermetallen und organischen Rückständen –, kann man keine generelle Produktempfehlung geben. Manche Geräte binden Kalk und Keime besonders gut, andere halten Chlorverbindungen wirkungsvoll zurück, wieder andere Pestizide oder Nitrat und schließlich weitere eher Schwermetalle. Sie müssen sich also individuell je nach Ihrem Bedarf entscheiden, nachdem Sie sich eingehend informiert haben. Wasserfilter werden regelmäßig getestet, z.B. von der Zeitschrift *test* (Heft 1/2001). (Sie finden die *test*-Jahrbücher sicher in Ihrer Bibliothek.) Wasserfilter gibt es inzwischen auch schon in manchen Baumärkten.

Bei praktisch allen Haushaltswasserfiltern muss man übrigens darauf achten, dass keine Keime entstehen. Am besten wäre es, das gefilterte Wasser noch abzukochen.

Rote Karte für Aufputschgetränke & Co.

Wir können unser Bewusstsein schärfen und entscheiden, dass wir uns nicht zusätzlich zur teilweise kaum vermeidbaren Trinkwasserkontamination auch noch unnötig mit allen möglichen minderwertigen »Softdrinks«, Cola, »isotonischen« oder stark zucker- und kohlensäurehaltigen Getränken belasten.

Mineralwasser, möglichst ohne Kohlensäure, oder auch destilliertes Wasser (das man aber nicht laufend verwenden sollte, weil es sich sonst als »Mineralstoffräuber« erweisen könnte!) sind die Alternativen, falls Sie kein Wasser in ausreichender Qualität zur Verfügung haben.
Bei den im Handel erhältlichen Produkten unterscheidet man zwischen natürlichem Mineralwasser, Quell-, Tafel- und Heilwasser. Logischerweise sieht es so aus, dass natürliches Mineral- und Quellwasser am besten sind, eben weil sie direkt aus der Erde kommen und unvermischt abgefüllt werden müssen. Tafelwasser darf aufbereitetes, eventuell mit Mineralwasser vermischtes Leitungswasser sein. Heilwasser unterliegt dem Arzneimittelgesetz, nicht der Mineral- und Tafelwasserverordnung. Es sollte nur auf Beratung mit einem Naturheilkundigen hin und als »Medikament« verwendet werden.
Beim Kohlensäuregehalt scheiden sich die Geister: Manche meinen, dass stille Wasser eher in Gefahr seien, mit Keimen verunreinigt zu werden; andere sind der Ansicht, dass der meist unnatürliche Kohlensäuregehalt die größere Irritation für den menschlichen Organismus ist. Stille Wasser sind jedenfalls meist bekömmlicher.
Manche Wasser werden in Plastikflaschen verkauft, andere sowohl in Glas- wie auch in Plastikflaschen. Letztere sind zwar leichter zu transportieren, aber eventuell gesundheitlich nicht immer unbedenklich, weil das Plastik möglicherweise Schadstoffe an das Wasser abgibt – besonders bei Erhitzung oder im Sonnenlicht.
Um die beste Energie aus Wasser oder auch anderen Getränken zu gewinnen, ist es sinnvoll, die Flüssigkeit durch einen Trichter mit einer rechtsdrehenden Spirale laufen zu lassen, damit sie in der natürlichen Drehrichtung, nämlich rechtsherum fließt. Denn reines Quellwasser, besonders bei Heilquellen, ist rechtsdrehend und zeigt eine positive Wirkung auf Menschen, Tiere und Pflanzen.

»Rechtsdrehendes Wasser« ist ein Begriff aus der Radiästhesie für die rechtszirkuläre Radialkraft, welche gesundheitsfördernd und energieaufladend wirkt.
Wird das Wasser jedoch unter Druck durch Rohrleitungen geführt, verliert es seine biologische Wirksamkeit und wird linksdrehend. Je nach Qualität des Wassers ist diese Linksdrehung stärker oder schwächer.

Die »Vitalisierung« von Trinkwasser

Es gibt eine Reihe radiästhetischer und »spiritueller« Techniken, um Wasser und andere Getränke zu »vitalisieren«, zu »energetisieren«, »aufzuladen« ... Für manche Menschen hat es sich bewährt, Wasser im Kühlschrank unter einer Pyramide stehen zu haben. Andere stellen Wasser auf Magnet- oder spezielle Metallplatten, die energetisierende Wirkungen haben sollen. Wieder andere schwören darauf, Kristalle oder einen kleinen Diamanten ins Wasser zu legen, oder sie geben ein paar Tropfen Bach-Blüten-Mittel ins Wasser, um es aufzuladen und gesünder werden zu lassen. Manche laden das Wasser auch mit der passenden Frequenz einer Farbe auf (Farbuntersetzer.)
Ich meine, dass Wasser und andere Getränke, welche durch eine kleine Metallspirale laufen, die wir in einen Trichter gegeben haben, die Wasserqualität verbessern. Dahinter steht die Überlegung, dass viele Getränke mit Druck in die Flaschen gepresst werden und somit ihre natürliche Drehrichtung (auf der nördlichen Halbkugel rechtsherum – das lässt sich in der Badewanne ausprobieren) verlieren. Damit geht auch ihre innere »Informationsstruktur« verloren, und somit wird ihre natürliche Bekömmlichkeit vermindert. Das mag manchen Lesern oder Leserinnen recht esoterisch klingen – Geschmacks- und Gesundheitserfahrungen bestätigen dies aber.

Am Ende dieses Abschnitts über Trinkwasser soll noch besonders auf die Arbeit von Dr. med. Fereydoon Batmanghelidj hingewiesen werden, der sich zum Thema Wasser zur Vorbeugung und Heilung mit Büchern wie *Wasser – die gesunde Lösung* oder *Sie sind nicht krank, Sie sind durstig* sehr verdient gemacht hat (siehe Literaturverzeichnis). In seinen fundierten Büchern finden Sie vertiefte Grundlageninformationen und weitere praktische therapeutische Anleitungen zur Gesundheit durch den richtigen Gebrauch von Wasser.

Masaru Emoto: Rätsel und Botschaft des Wassers

In der Homöopathie, von den Schüßler'schen Zellsalzen, den Farbuntersetzern und den Bach-Blüten ist bekannt, dass Wasser und andere Flüssigkeiten Informationen speichern können. Das ist ja gerade die Voraussetzung für die Wirksamkeit von derart stark verdünnten bzw. hoch potenzierten Mitteln, dass nicht mehr ein Stoff oder Moleküle eines Stoffes wirken, sondern »nur« die energetische Prägung der Trägerflüssigkeit die Heilkräfte übermittelt bzw. die Selbstheilung anstößt.

Dem japanischen Wissenschaftler Masaru Emoto scheint mit seinen Wasserkristallfotografien ein Durchbruch gelungen zu sein. Was sensitive Menschen immer schon gespürt haben und Homöopathen seit Jahrhunderten nutzen, wird nun dank seiner Fotografien offenbar eindrucksvoll sichtbar: Wasser nimmt Informationen verschiedenster Art auf. Selbst ein Gedanke überträgt sich auf das Wasser und verändert es, so Emotos Fazit. In seinem Buch *Die Botschaft des Wassers* legt er sein faszinierendes Weltbild dar. Er erklärt die Erkenntnisse, zu denen er gelangte, indem er die Ergebnisse der modernsten wissenschaftlichen Forschung mit den

Resultaten verband, die er aus seinen eigenen langjährigen Wasserforschungen gewonnen hat.

Emotos zentrales Anliegen ist die Heilung des Wassers, der Menschen und der Erde. Einen Weg dazu zeigen seine wunderschönen Wasserkristallfotografien, insbesondere diejenigen von übertragener Liebe und Dankbarkeit. Sie beweisen, dass wir selbst, und zwar mit einfachsten Mitteln, schöpferisch und heilend wirken können.

Emotos Untersuchungen beweisen, dass Wasser nicht nur das Nahrungsmittel Nummer eins, sondern ebenso der Informationsträger Nummer eins ist. Dies erklärt vermutlich auch die Heilkräfte von heiligen Quellen wie der von Lourdes und anderen Wallfahrtsorten.

Schon in der Schule haben wir gelernt, dass es keine zwei gleichen Schneekristalle gibt. Als der Wasserforscher Masaru Emoto diese Worte mal wieder in einem Buch las, hatte er die Idee, Wasser zu gefrieren und zu fotografieren. Zunächst nahm er Leitungswasser verschiedener Städte auf, dann ließ er währenddessen Musik laufen. Dabei stellte er fest, dass klassische Musikstücke, beispielsweise Beethovens »Pastorale«, Mozarts Symphonie Nr. 40 oder »Les Adieux« von Chopin, Kristalle in prachtvoller Form hervorbrachten. Heavy-Metal-Stücke hingegen, deren Textinhalte hasserfüllt waren, zeigten in tausend Stücke zersprungene Kristalle. Mit diesen Erkenntnissen wuchs seine Experimentierfreude, und so hatte er den Einfall, das Wasser »Wörter lesen« zu lassen.

Er füllte Wasser in Flaschen und klebte Zettel mit der beschriebenen Seite zum Wasser auf. Erste Versuchswörter waren »Danke« und »Dummkopf«. Das Wasser, welches das Wort »Danke« »gelesen« hatte, brachte einen wunderschönen Kristall hervor. Die Fotografie des Wassers, das »Dummkopf« gelesen hatte, glich dem der Heavy-Metal-Musik. Mit den Worten »Liebe und Dankbarkeit« entstand ein fantastisch schöner Kristall.

Hat das Universum ein Gesicht? Was weiß das Wasser sonst noch? Was wissen die Bäche, Flüsse und Meere? Hört Wasser auch Töne? In Emotos außergewöhnlich beeindruckenden Bildern von Wasserkristallen zeigt sich, dass Wasser nicht nur ein Lebensmittel und ein Hilfsmittel in Landwirtschaft und Industrie ist, sondern offensichtlich auch ein Tor zu einer anderen, feinstofflichen Dimension. Die Welt verändert sich bekanntlich ständig. Vielleicht spielt Wasser als Übermittler guter und schlechter Gedanken, Gefühle und Kräfte dabei eine Rolle, die wir jetzt erst zu ahnen beginnen.
Wir müssen wohl noch etwas warten, bis andere Forscher die Methoden und Ergebnisse von Emoto bestätigen, vielleicht auch erweitern oder die Effekte womöglich anders erklären.

Badegewässer zwischen Erfrischung und Risiko

Problemsituation heute

Viele Badegewässer sind bekanntlich verschmutzt, vor allem die Mittelmeerküste; aber auch die Nordsee ist mehr oder weniger stark durch Haushalts- und Industrieabwässer belastet. Damit kommen wir dort beim Baden mit menschlichen und tierischen Bakterien sowie mit chemischen Stoffen in Kontakt, die gesundheitsgefährdend sein können – z.B. Salmonellen und Enteroviren, die im Meerwasser länger überleben als Bakterien und auch in geringerer Konzentration Infektionen auszulösen vermögen. Ähnliches trifft für die meisten Flüsse zu; und es gilt, wenn auch abgeschwächt, ebenso für viele Seen.

Wir alle kennen seit langen Jahren Berichte über das Massenwachstum von Algen in Strandnähe, weil durch die Einleitungen und Verschmutzungen eine unnatürliche Nährstoffanreicherung erfolgte. Dies passiert bei Binnengewässern durch die Überdüngung in der Landwirtschaft und die folgende Auswaschung in die Gewässer sowie durch übermäßige Wasserbelastungen mit Waschmittelsubstanzen (den früher verwendeten Phosphaten und ihren Ersatzstoffen). Bei der späteren natürlichen Zersetzung und dem Absterbeprozess der Algen kommt es zu einem derart hohen Sauerstoffverbrauch, dass die Lebensfähigkeit des Wassers dadurch gefährdet werden kann.
Bei Schwimmbädern versuchen wir, zwischen zwei Übeln das geringste zu wählen: Aus hygienischen Gründen muss das Wasser möglichst keimfrei sein, aus gesundheitlichen Gründen muss aber die Chlorbehandlung des Wassers so gering wie möglich bleiben.

Zukünftige Entwicklung

Die Wasserqualität der Seen hat sich in den letzten zehn Jahren verbessert. Trotzdem bleibt auch in der Mitte der ersten Dekade des neuen Jahrtausends die Überdüngung das Hauptproblem. Besonders aus der Landwirtschaft kommen zu viel Stickstoff und Phosphat in unsere Gewässer. In den nächsten Jahren wird dies ein wesentliches Anliegen bei der Umsetzung der EU-Wasserrichtlinie sein.
Auch die Qualität der Flüsse muss weiter verbessert werden, obwohl schon Erfolge verzeichnet werden können. So hat sich die Fischfauna im Rhein beispielsweise wieder erholt. Dank neu errichteter Fischpässe können Wanderfische von der Nordsee wieder bis zum Oberrhein aufsteigen und dort laichen.

Die Unfälle mit wassergefährdenden Stoffen sind zwar erheblich zurückgegangen, dennoch muss eine weitere Verbesserung der Störfallvorsorge und Anlagensicherheit erfolgen, bis wir so weit sind, auf derartige Stoffe ganz verzichten zu können.
Und nun kommt die Krux: Sind wir selbst bereit, eine durchgreifende Änderung unseres Lebensstils in Kauf zu nehmen für eine bessere Umwelt?
Die bereits erzielten Fortschritte und Erfahrungen wie diejenigen nach der großen Ölkatastrophe des Tankers »Exxon Valdez« in Alaska beispielsweise haben einwandfrei gezeigt, dass die Regenerationskräfte der Natur geradezu unbändig und unverhofft groß sind. Es lohnt sich also, dafür zu sorgen, dass sie auch die Chance dazu hat.

Typische Krankheitswirkungen – körperliche Symptome

Abgesehen von ästhetischen Belastungen (stinkiges Wasser, Einfärbung der Haare etc.) können industriell und chemisch belastete Badegewässer zu verschiedenen Formen von Hautallergien führen, zu Pickelchen, Hautrötungen, Blasen, Nekrosen, auch zu Augenbrennen oder Augenrötung usf.
Mit kommunalen oder landwirtschaftlichen Schadstoffen belastete oder gar verseuchte Badegewässer (Fäkalien, Gülle, Kolibakterienstämme) können, falls sie mit unseren Schleimhäuten (in Mund und Nase, wenn wir aus Versehen Wasser schlucken) oder etwaigen offenen Wunden in Kontakt kommen, zu Übelkeit, Erbrechen, Infektionskrankheiten, Magen- und Darmkrankheiten sowie anderen Beeinträchtigungen führen. Menschen, die in stark verseuchten Gewässern gebadet haben, sind schon an Typhus, bakterieller Ruhr, Leptospirose oder Hepatitis A erkrankt.

Gefühlsmäßige und geistige Entsprechungen

Wir wollen durch ein industrielles Wirtschaftssystem einen hohen Lebensstandard – gemessen an materiellen Konsumgütern – haben. Dafür müssen wir einen entsprechenden Raubbau an der Natur und dessen Folgen in Kauf nehmen. Auf der anderen Seite sehnen wir uns zumindest im kurzen Urlaub nach reinem, klarem, frischem Wasser, in dem wir baden können. Da wir dies in unseren Breitengraden nicht zu finden glauben, jetten wir rund um die Welt.
Und stellen immer häufiger fest: Auch dort finden wir nicht mehr, was wir suchen. Frische, Reinheit und Unberührtheit sind emotionale Sehnsüchte und seelische Werte. Durch unser eigenes Verhalten, das sich inzwischen global auswirkt, sind wir jedoch dabei, genau diese zu verspielen. Eine Umkehr ist in diesem wie in so vielen Lebensbereichen sowohl ein individueller wie ein kollektiver Prozess, und er ist natürlich möglich. Es geht um persönliche Entscheidungen und ihre politischen Folgen. Es fängt aber immer damit an, was wir in unserem Leben praktizieren.

Heilvorschläge

Bei äußerlichen Symptomen von Allergien und Hautreizungen sollte man die Notfallsalbe der Bach-Blüten anwenden sowie eine Bestrahlung mit blauem oder türkisfarbenem Licht (bzw. sich in Tücher in diesen Farben hüllen oder ein Glas Wasser auf einen blauen oder türkisen Farbuntersetzer stellen). Eine Ausleitungs- und Entgiftungstherapie wäre ratsam (siehe Anhang).
Bei Infektionen und »inneren« Krankheiten gelten die Heilvorschläge im Hauptabschnitt »Wasser«.

Suchen Sie in Zweifelsfällen einen Arzt oder Heilpraktiker auf.

Wie Sie vorbeugen können

Seien Sie wählerisch, bevor Sie sich für einen Badeurlaub entscheiden. Informieren Sie sich im Reisebüro oder beim Reiseveranstalter. Das hilft ohnehin, das Bewusstsein auch dieser Menschen weiter für den Anspruch auf sauberes Badegewässer zu schärfen.
Tragen Sie an Ihrem eigenen Wohnort dazu bei, dass jene politischen Kräfte gestärkt werden, die der Reinheit von Luft und Wasser und Lebensmitteln den Vorrang geben vor kommerziellen Erwägungen.
Vermeiden Sie in zweifelhaften Gewässern auf jeden Fall den Schleimhautkontakt mit Wasser. Es ist besser, dass Sie nicht tauchen. Und duschen Sie nach dem Schwimmen ausgiebig.

Lebensmittel: Der Nährstoff des Lebens

Gefährliche Nahrungsmittelbelastungen

Praxisbeispiel

Herr S., 45 Jahre alt, leidet seit Jahren unter unangenehmem Schwitzen, das von einem unschönen Geruch begleitet wird, und immer wieder unter Hautunreinheiten und Furunkeln, die eitern. Seine Haare verlieren nach und nach ihren ursprünglichen Glanz und werden stumpf. Herr S. hat eine stark rötlich-rosafarbene Gesichtshaut. Wenn er sich beim Nassrasieren aus Versehen schneidet, dauert es recht lang, bis die Schnittverletzung wieder zugeheilt ist.
Bei der Anamnese in der Naturheilpraxis stellt sich heraus, dass Herr S. praktisch jeden Abend Wurstaufschnitt isst, also Schweinefleisch. Über Schweinefleisch werden bekanntlich Gifte übertragen, die der menschliche Körper nur sehr schwer verarbeiten bzw. abwehren kann. Amalgamfüllungen verstärken die »Krankheitsbereitschaft« seines Körpers.
Herr S. erhält Schweinefleisch-Nosoden, also homöopathisch potenzierte Mittel, insbesondere Pyrogenium suis, sowie Staphylococcus-Nosoden. Dazu kam eine farbtherapeutische Behandlung mit Grün (Grün hat desinfizierende Wirkung). Nach drei Wochen sind Haut und eiternde Stellen abgeheilt.

Unter dem Titel *Schweinefleisch und Gesundheit* veröffentlichte der Aurelia-Verlag Baden-Baden einen Vortrag von Dr. med. Hans-Heinrich Reckeweg, in dem er eindeutig nachweist, dass die erschreckend vielfältigen und intensiv wirkenden Schweinefleischgifte (die trotz Verbots von verantwortungslosen Menschen manchmal noch durch Hormongaben verstärkt werden, aber auch durch Impfungen, Antibiotika, Betablocker etc.) zu einer Fülle von Krankheiten führen, und zwar entweder als Mitauslöser oder sogar direkt ursächlich: Blinddarmentzündungen, Gallenblasenerkrankungen, akuten Hauteiterungen, Furunkulosen, Schweißdrüsenabszessen, chronischen Pilzflechten, Arthritis und Arthrosen, Weißfluss (bei Frauen), Juckreiz, Bluthochdruck, Krebsneigungen usw. Schweinefleisch zu essen, also Fleisch von Tieren, die alle Schadstoffe, Gifte, Medikamentenreste und Schlacken in ihrem Fett und Fleisch ablagern, die wir zu uns nehmen, ist der Freifahrtschein zu Krankheiten. Sie entscheiden selbst, ob Sie mitfahren wollen oder nicht.

Aber nicht nur Schweinefleisch unterliegt solchen zweifelhaften »Produktionsprozessen«: Englische Lachszüchter setzten z.B. Nervengift ein. In 10 Prozent britischer Fische wurden in den neunziger Jahren Rückstände entdeckt. Hier handelte es sich um das Nervengift Ivermectin, das unter die Schuppen der Lachse gebracht wurde, um Seeläuse zu beseitigen. Auf Druck der mächtigen Lachszüchtervereinigungen hat das Umweltschutzamt danach aus der verbotenen auch noch eine legale Droge gemacht. Die Fischfarmer durften Ivermectin fortan mit Genehmigung der Behörde als »gewerbliche Abwässer« ins Meer schütten.

Dies ist nur ein Beispiel aus vielen Tausenden von Fällen, in denen ernährungsbedingte Krankheiten entstehen können.

Problemsituation heute

Um keinen Pessimismus zu verbreiten, möchte ich bereits vor der folgenden Auflistung von Problemen im Zusammenhang mit der industriellen Nahrungsmittelproduktion darauf hinweisen, dass es sehr gute Alternativen gibt, um den nachstehend skizzierten Lebensmittelbelastungen aus dem Weg zu gehen:

- Erstes Problem: absichtliche Nahrungsmittelzusätze. Den Nahrungsmitteln werden alle möglichen und unmöglichen Stoffe zugesetzt, die uns die moderne Industrie anbietet,
  - vermeintlich, um das Aussehen und die Farbe zu verbessern,
  - scheinbar das Aroma zu verstärken und
  - um die Haltbarkeit möglichst zu verlängern.

  Dabei geht es um im Regelfall in ihren Langzeitwirkungen überhaupt noch nicht erforschte Inhalts- und Zusatzstoffe sowie Katalysatoren. Dazu gehören Farb-, Aroma- und Konservierungsstoffe, Enzyme, Phosphate u. v. a. m. Nicht zu vergessen die radioaktive Bestrahlung, die in vielen Ländern stattfindet.
- Zweites Problem: unbeabsichtigte Nahrungsmittelbelastungen. Zusätzlich wird unsere Nahrung belastet durch:
  - Schadstoffe aus der industrialisierten Landwirtschaft (Pflanzen»schutz«mittel, Nitrat, Gülle etc.),
  - Schadstoffe aus der modernen Industriegesellschaft (Schwermetalle, Schwefeloxide, Stickoxide etc.) sowie
  - die radioaktive Verstrahlung nach Reaktorunfällen.
- Drittes Problem: genmanipulierte Nahrungsmittel. Immer heftiger drängt die starke chemisch-biologisch-pharmazeutische Industrie auf die verbreitete Anwendung von genmanipulierten Pflanzen für die Landwirtschaft und die

Lebensmittelerzeugung. Die damit verbundenen Gefahren sind noch völlig unabsehbar, auch wenn uns manche »wissenschaftlichen Experten« das Gegenteil weismachen wollen. Man denke da nur an die Sprüche im Zusammenhang mit der angeblich friedlichen Nutzung der Atomenergie und dem reichen Segen für Mensch und Umwelt, der daraus hatte entstehen sollen ... »Die Natur hat alles vollkommener geschaffen, als wir es jemals synthetisch herstellen können!«, lautet auch hier eine sicherlich ewig geltende Erkenntnis.

- Viertes Problem: Übersäuerung durch falsche Ernährung. Die Übersäuerung, wir haben es am Anfang des Buchs schon gesagt, gehört zu den wichtigsten Ursachen für Krankheiten. Vielleicht ist sie sogar die entscheidende. Übersäuerung entsteht durch viele Faktoren, die sich oft unheilvoll miteinander verbinden: Stress, ungute Gedanken, geopathische und elektromagnetische Belastungen durch entsprechende Störstrahlungen, falsche Ernährung (vor allem zu viel Zucker, Weißmehl und tierische Eiweiße). Umweltgifte wie Schwermetalle, Pestizide und Abgase bewirken Stress für den Organismus und führen so auch zur Übersäuerung bzw. verstärken sie.

Zukünftige Entwicklung

Wir müssen aus heutiger Sicht von einer recht zwiespältigen Entwicklung ausgehen. Einerseits steigt das Ernährungsbewusstsein von immer mehr Menschen. Industrie und Behörden müssen darauf Rücksicht nehmen, was zu einer verbesserten Kennzeichnungspflicht führt.

Andererseits stellen wir aber fest, dass die Prozesse zur »Behandlung« von Lebensmitteln immer undurchsichtiger werden. Eine Vielzahl von chemischen, biologischen, physikalischen und gentechnischen Stoffen, Beiprodukten und Prozessmethoden wird angewandt, um unsere Nahrungsmittel entweder »haltbarer«, »ansehnlicher« oder »schmackhafter« zu machen. Die Wechselwirkungen dieser Stoffe und Methoden – auch wenn sie keine Inhaltsstoffe sind, sondern »nur« Katalysatoren, oder es sich um die mehr oder weniger heimliche Bestrahlung handelt – mit der Nahrung und mit unserem Körper sind weit gehend unbekannt. Grundsätzlich dürfen wir sicher davon ausgehen, dass ein Lebensmittel je gesünder ist, desto natürlicher und weniger behandelt es ist.

Wieder einmal wird es an uns liegen, an unserem Bewusstsein und unserem eindeutigen Eintreten für naturbelassene Lebensmittel, ob die Ernährungssituation sich weiter »verkünstlicht« und verschlechtert oder wir wieder zu einem naturgegebenen Maß zurückfinden.

Typische Krankheitswirkungen – körperliche Symptome

Falsche Ernährung führt über kurz oder lang zu Krankheiten. Und genauso führen die unzähligen Zusatz- und Hilfsstoffe in unseren Nahrungsmitteln zu Krankheiten und zur Schwächung des Immunsystems. Daran lässt sich nichts deuteln. Welche Beschwerden auftreten, hängt davon ab, wo unser Organismus seine schwächsten Stellen hat. Es ist höchst bedauerlich, dass immer noch nicht in allen Arztpraxen und Krankenhäusern die gesunde vegetarische und am besten auch biologische bzw. biodynamische Frischkosternährung als Standard von Heilung und Gesundheit erkannt worden ist!

Hier sei nur ein Beispiel dafür genannt, welche Beschwerden durch industriell produzierte Nahrungsmittel ausgelöst werden können: Brötchen und Weißbrot wird im Regelfall Alpha-Amylase zugesetzt, um tiefgefrorene Teige besser verarbeiten zu können, das Volumen von Backwaren zu vergrößern und die Krustenbräunung und -zartheit zu verbessern. Alpha-Amylase ist ein Enzym, wie es ähnlich auch im Speichel von Mensch und Tier sowie in Malz, Bakterien und Pilzen vorkommt. Wissenschaftler von der Gesellschaft für angewandte und experimentelle Chemie in Mönchengladbach teilten mit, dass die Krankheitsreaktionen auf dieses Enzym Schnupfen, Augentränen, Niesreiz, Hautausschlag bis zur Neurodermitis, Schwellungen der Kehlkopfschleimhaut und chronischem Asthma bronchiale sind. Von den rund 2,5 Millionen Nahrungsmittelallergikern reagieren etwa 10 Prozent auf die Chemie im Brot.

Heilvorschläge

Das Wichtigste bei der Heilung ernährungsbedingter Krankheiten ist neben den spezifischen therapeutischen Maßnahmen die Umstellung auf eine bewusste und gesunde Ernährungsweise.
Man muss angesichts des düsteren Bildes von unseren Essgewohnheiten nämlich nicht den Kopf hängen lassen: Wo ein Wille ist, ist auch ein Weg! Noch gibt es vollwertige, naturbelassene Nahrungsmittel, noch haben wir die Chance, uns und unsere Familien gesund zu ernähren – wenn wir nur wollen und die richtigen Prioritäten setzen.
So viel dazu an dieser Stelle. Die Grundzüge einer naturgemäßen Ernährung stelle ich später im Abschnitt »Gesunde Ernährung in einer modernen Umwelt« dar.

Wie wir vorbeugen können

Schäden durch falsche Ernährung vorzubeugen ist im Prinzip sehr einfach: Wir können bewusster leben! Dabei sollten wir die Grundüberlegungen anstellen, ob wir unseren Körper als einen »Mülleimer« oder als einen »Tempel« betrachten. Leben wir, um zu essen, oder essen wir, um zu leben? Wir sollten nämlich so viel wie nötig und so wenig wie möglich essen.
Die drei wichtigsten »Regeln« zur gesunden Ernährung sind jedoch die folgenden:

- Essen muss sorgfältig ausgewählt werden.
- Essen soll bedächtig gekaut werden.
- Essen darf Spaß machen (vgl. hierzu auch mein Buch *Farbtherapie aus der Küche* [siehe Literaturverzeichnis]).

Sonderhinweis »Kindertee«

Für genervte Eltern sind sie ein Segen: Denn Schnuller beruhigen auch den schlimmsten Schreihals. Schon länger bekannt ist allerdings, dass Kleinkinder, die exzessiv am Schnuller saugen, Zahn- und Kieferveränderungen erleiden können. Am gefährlichsten ist die Nuckelflasche mit Kindertee, die Karies verursachen kann aufgrund des Zuckergehaltes. Neben Zahnerkrankungen kann der übermäßige Gebrauch eines Schnullers aber auch zu Mittelohrentzündungen führen. Eine finnische Studie ermittelte bei »Schnullerkindern« im Alter von bis zu achtzehn Monaten ein um ein Drittel höheres Risiko. Als Ursache werden veränderte Druckverhältnisse im Nasen-Rachen-Raum vermutet, die die Belüftung des Mittelohrs beeinflussen.

Die Hersteller haben zum großen Teil darauf reagiert, da bereits 1991 ein Grundsatzurteil erging, dass der Hersteller dafür haften muss, wenn Gebissschäden durch Schnuller eintreten (www. HotDog.org 2000).

Man sollte auch nach Kräften dazu beitragen, die Anwendung schädlicher Zusätze in Lebensmitteln zu verhindern, indem man die Erzeugnisse genau auswählt, die man kauft. Der Käufer bestimmt letztendlich die Wahl des Fabrikanten!

Nahrungsmittel mit solchen Zusatzstoffen müssen entsprechend gekennzeichnet sein, es müssen z.B. die so genannten E-Nummern angegeben werden. Die Entwicklung in der Lebensmittelindustrie ist rapide, ständig werden neue Substanzen »erfunden«. Wenn Sie sich über die Schädlichkeit der Zusätze informieren wollen, finden Sie z.B. auf der Website www.oekotest.de/oeko/enr/enr.htm/ eine Auflistung der aktuellen E-Nummern mit einem kurzen Kommentar zur »Unbedenklichkeit« bzw. Schädlichkeit.

Erfahrungsgemäß haben sich in der Vergangenheit beispielsweise die folgenden Zusätze als bedenklich bzw. gefährlich erwiesen (Auswahl):

- Verdächtig: E 125, 141, 150, 153, 171, 172, 173, 240, 241 und 477,
  - Verdauungsstörungen: E 338, 339, 340, 341, 461, 463, 465, 466 und 450,
  - Darmstörungen: E 220, 221, 222, 223 und 224,
  - Hauterkrankungen: E 230, 231, 232 und 233,
  - Gefäßerkrankungen: E 250, 251 und 252.
- Gefährliche Zusätze sind E 102, 110, 120 und 124,
  - Störungen: E 311 und 321,
  - Empfindlichkeit der Nerven: E 311 und 321,

- Mundfäule: E 330 ist am gefährlichsten (wahrscheinlich kanzerogen).

- Krebs erregend: E 131, 142, 213, 214, 215, 216, 217, 210, 211 und 239. E 123 ist sehr kanzerogen und in den Vereinigten Staaten verboten.

Man wundert sich, wie viele verschiedene Substanzen in unserem Essen sind und überhaupt für die Nahrungsmittelproduktion zugelassen wurden. Die Konsequenz daraus ist, dass wir bewusster darauf achten sollten, möglichst gar nicht oder wenig behandelte Lebensmittel zu uns zu nehmen.
Also, in unserer industriell hergestellten Nahrung sind u. a. Farbstoffe, Konservierungsstoffe, Antioxidationsmittel, Phosphate, Trennmittel, Überzugsmittel, Emulgatoren, Mehlbehandlungsmittel, künstliche Süßstoffe, Backtriebmittel, Geliermittel, Geschmacksverstärker, Säuerungsmittel, Säureregulatoren, Schaumverhüter, Schmelzsalze, Stabilisatoren, modifizierte Stärke usf. Hier eine kleine Auswahl:

- Farbstoffe:
  - E 102 = Tartrazin,
  - E 141 = Kupferverbindungen von Chlorophyll,
  - E 173 = Aluminium (auf jeden Fall vermeiden, es findet sich bei Alzheimer- und Parkinsonpatienten im Hirn),
  - E 174 = Silber,
  - E 175 = Gold.
- Konservierungsstoffe:
  - E 214 = PHB-Ester (allergieauslösend, in manchen Kosmetika enthalten),
  - E 220, 227 = Schwefeldioxid und Sulfite (zerstört Vitamin B1, es ist unter Umständen magenunverträglich und schlecht für Asthmatiker),
  - E 250 = Natriumnitrit (behindert den Sauerstofftransport im Blut, es ist ein Antioxidans und »Aromabildner«),

- E 251 = Natriumnitrat, E 252 = Kaliumnitrat (werden im Organismus in Nitrit umgewandelt, wirken eventuell Krebs fördernd).

Problematische Zusatzstoffe sind die Phosphate. Sie wirken als Nervengift und sind hirnschädigend. Sie können, vor allem bei Kindern, zur »minimalen zerebralen Dysfunktion« führen, also zu Verhaltensstörungen, und zum »Zappelphilipp«-Syndrom, aber auch zu Schulversagen und Jugendkriminalität! Hertha Hafer hat in ihrem Buch *Die heimliche Droge Nahrungsphosphat* (siehe Literaturverzeichnis) Wesentliches zu diesem Thema zusammengestellt.
Orthophosphorsäure (E 338) ist besonders gefährlich. Es gibt aber noch über zehn weitere Phosphatzusätze zu Lebensmitteln.
Bei Phosphatreaktionen sollten Sie bzw. Ihre Kinder nicht nur derartige Zusatzstoffe vermeiden, sondern u. a. auch folgende Nahrungsmittel:

- vorgefertigte bzw. -gebackene Backwaren sowie Tiefkühlteig und Phosphatbackpulver,
- tiefgefrorene Fertiggerichte,
- Margarine, Schmelz- und Kochkäse, Magermilchpulver (auch in Fertigprodukten enthalten!), Fabrikeis,
- vorgekochten Fertigreis, kalt lösliche Puddingpulver, »Instant«-Stärken und andere »Instant«-Pulver, alle Colagetränke (enthalten meist Phosphorsäure!), Mayonnaise, Fertigsaucen und -suppen, Ketchup sowie Hefepasten.

Hertha Hafer weist in ihrem Buch über Nahrungsphosphat auch darauf hin, welche Medikamente vermieden werden sollten, um die »minimale zerebrale Dysfunktion« nicht weiter zu begünstigen. Dazu gehören alle Beruhigungs- und Schlafmittel, Tranquilizer wie Valium, Antihistamine, lecithinhaltige »Kräftigungsmittel« und Nucleotid-Präparate,

Frubiase-Calcium-Ampullen (enthalten Phosphorsäure), Kodein-Hustenmittel, Antibiotika (falls vermeidbar), alkoholhaltige Sirupe und Tinkturen.
Eine Reihe von Selbsthilfegruppen wurde gegründet. Anfangs war es die Phosphat-Liga, die sich dann mehrmals umbenannte. Zuletzt wurde der Bundesverband Arbeitskreis Überaktives Kind e.V. gegründet. Die Namensgebung stützt sich auf den auffälligen, über das normale Maß hinausgehenden, ungesteuerten körperlichen und geistigen Aktionismus der betreffenden Kinder und neuerdings – als normale Zeitfolge – auch Erwachsenen.
Eine weitere Maßnahme zur Vorbeugung besteht darin, dass Sie radioaktiv bestrahlte Lebensmittel vermeiden. Denn wenn auch bestrahlte Produkte nicht radioaktiv verseucht sind, so zeigten doch frisch bestrahlte Lebensmittel im Tierversuch erbgutverändernde (mutagene) Wirkung. Und es besteht der Verdacht, dass bestimmte Bakterien oder Schimmelpilze durch die Strahlenbehandlung sogar angeregt werden.
Mit Ausnahme von getrockneten und aromatisierten Kräutern und Gewürzen (seit Dezember 2000 erlaubt) ist die radioaktive Bestrahlung von Nahrungsmitteln, die meist zur Konservierung, manchmal auch zur Abtötung von Keimen und zur Verzögerung von Wachstum und Reifung eingesetzt wird, in Deutschland bisher verboten.
»Die Verbraucher Initiative e.V.«, ein gemeinnütziger, unabhängiger Verein, in dessen Beirat u.a. die bekannte Schauspielerin und Vorkämpferin für gesunde Ernährung Barbara Rütting tätig war, hat eine Aktion »Strahlen-Stopp« ins Leben gerufen. Zu wünschen wäre, dass im Zuge der Globalisierung die beteiligten Politiker und Produzenten verantwortungsbewusster auch mit diesem Thema umgingen, dass bestrahlte und gentechnisch behandelte Lebensmittel deutlicher gekennzeichnet sind und die Menschen sich ihre biologisch einwandfreie Nahrung leichter aussuchen und kaufen können.

Noch ist die generelle Einfuhr radioaktiv bestrahlter Lebensmittel in die Bundesrepublik verboten. Trotzdem können wir nicht sicher sein, von bestrahlter Importware verschont zu bleiben. Es dürfen nämlich bestrahlte Lebensmittel, die in anderen EU-Staaten zulässig sind, unter bestimmten Bedingungen importiert werden. Achten Sie also vor allem auch bei »Fertignahrung« auf die Angabe der Inhaltsstoffe. Selbst geringste Mengen von bestrahlten Gewürzen oder Kräutern müssen ausgewiesen werden (»bestrahlt« bzw. »mit ionisierenden Strahlen behandelt«).
Über vierzig Staaten bestrahlen Lebensmittel, in der Europäischen Union z. B. die folgenden (Auswahl; die Liste kann sich positiv oder negativ laufend verändern):

- Belgien: Kartoffeln, Zwiebeln, Knoblauch, Schalotten
- Frankreich: tiefgefrorene Gewürzkräuter, Zwiebeln, Knoblauch, getrocknete Gemüse und Früchte, Getreideflocken etc.
- Italien: Kartoffeln, Zwiebeln, Knoblauch
- Niederlande: Hülsenfrüchte, getrocknete Gemüse und Früchte u. a.
- Großbritannien: Kartoffeln, Zwiebeln, Knoblauch, Obst (einschließlich Pilzen und Tomaten), Getreide etc.

Auf Fleisch, Fisch, Geflügel etc. gehen wir hier nicht ein, weil sich deren Verzehr ohnehin als gesundheitsschädlich erwiesen hat (siehe Seite 56 f.).
Dass Bananen, Tomaten und andere Früchte und Gemüse oft nur noch unreif gepflückt und dann in den Lagern »begast« werden, um sie »keimfrei« zu machen und gleichzeitig »haltbarer«, ist mittlerweile weithin bekannt.
Und was wir zu erwarten haben, wenn sich die Genmanipulation global weiterverbreitet, steht noch in den Sternen. Sicher ist nur jetzt schon, dass man uns auch das dann wieder als »Fortschritt« verkaufen will.

Eine ebenso üble Gefahr droht durch die weit reichende Genmanipulation unserer Nahrungsmittelpflanzen. Hilfs- und Zusatzstoffe, aber auch ganze Pflanzen werden von unseren überzeugten Technokraten dahin gezüchtet, andere Farben, Formen, Geschmacksrichtungen, Reifedauer, Haltbarkeit usf. zu zeugen, als es von der Natur vorgesehen wurde.

Lebensmittel: Tricks und Täuschungsmanöver

Die *AZ* vom 16. Februar 2005 berichtet, dass Erdbeeraroma aus Holzspänen hergestellt wird; Margarine wurde früher aus billigem Rindertalg erzeugt, später mit Pflanzenöl gehärtet, und bei Halbfettmargarine wird ein Teil der Kunstbutter durch Wasser ersetzt, das mit dem Fett emulgiert wird. Die tiefbraune Färbung des Brotes kommt oft schlicht von Malz oder Zuckercouleur. Enthaltene »Ballaststoffe« entpuppen sich als wertlose Häute von Sojabohnen oder Spelzen von Braugerste, suggerieren aber »Vollwertigkeit«.
Bei »Tütensuppen« läuft die Lebensmitteltechnologie zur Höchstform auf: Eine Tüte Tomatensuppe ergibt zwei volle Teller und kommt dabei mit 7 Gramm Tomatenkonzentrat aus.
Das Milchprodukt Joghurt wird gern mit »Fruchtzubereitungen« verarbeitet, diese müssen laut Gesetz zu einem Drittel aus Frucht bestehen, der Rest aus Zucker, Verdickungsmitteln und Aromen. So reicht eine halbe Erdbeere für einen großen Joghurtbecher von 250 Gramm.
Grüne (unreife) Oliven dürfen chemisch gereift und mit Eisenpräparaten schwarz gefärbt werden.
Krabben sind teuer und werden gern durch Surumi ersetzt. Dafür werden Fischabschnitte aromatisiert, in Krabbenform gepresst und rötlich gefärbt.
Da kann man nur sagen: »Guten Appetit!«

Der Machbarkeitswahn paart sich mit Profitdenken und unser aller Konsumentenblindheit, um monströse Kunstnahrung zu produzieren. Und das, obwohl schon 1989 in den USA z.B. 27 Menschen nach der Einnahme des Mittels L-Tryptophane starben, weil die dort enthaltenen Aminosäuren von genmanipulierten Bakterien leider unprogrammgemäß und falsch erzeugt worden waren. Hunderte von Patienten wurden schwer geschädigt.

Leider müssen wir feststellen, dass der aus Deutschland stammende FDP-Politiker und ehemalige EG-Kommissar Martin Bangemann früher entscheidend mit dazu beigetragen hatte, ein EU-Gesetz durchzubringen, das biotechnisch hergestellte Nahrungsmittel erlaubt.

Der *Spiegel* schrieb seinerzeit darüber, ob die Nahrung in der Zukunft im Bioreaktor erzeugt oder traditionell gewonnen würde, spiele keine Rolle. Fast alle Gen-Produkte würden somit handstreichartig in gesunde Naturkost umgelogen. Mit dem Trick habe die Gen-Lobby endlich ihr Hauptziel erreicht: freie Hand beim Komponieren neuer Kunstspeisen, »die bisher noch nicht von Menschen konsumiert wurden« (EG-Gesetz). Und zur Bestrahlung von Lebensmitteln mit »ionisierender Strahlung« – also radioaktiven Strahlen –, um die Nahrung keimfrei und haltbar zu machen, schrieb er kurz und bündig, der Nährwert sinke, die Entstehung von gefährlichen Giften sei nicht auszuschließen, er sprach von »Lebensmitteln im Strahlengewitter«.

Als ob wir irgendetwas vollkommener »machen« könnten, als es die gottgegebene Natur geschaffen hat ...! Doch auch hier wieder ein Wort der Ermunterung: Sie selbst, wir alle, haben es in der Hand, was mit uns und unserer Welt geschieht. Wir können frei entscheiden, ob wir naturgemäß und bewusst leben wollen oder uns zum dumpfen Mitläufer einer kommerziellen Konsumgesellschaft machen lassen. Was den großen Nahrungsmittelkonzernen, Chemie- und Biotechnologiefabriken sowie den (meist mit unseren Steuergeldern bezahlten) Forschungsinstituten schwer zu schaffen macht, ist eine offene Informationspolitik. Das Für und Wider muss weiterhin öffentlich erwogen werden – und bis eindeutige Unschädlichkeitszeugnisse vorliegen, sollten wir uns, statt aus der Retorte zu essen, lieber an die Erzeugnisse von Mutter Natur halten.

Gesunde Ernährung in einer modernen Umwelt

Allgemeine Ernährungsprinzipien

Am günstigsten für unsere Gesundheit ist eine abwechslungsreiche, unkomplizierte Ernährung auf vegetarischer Grundlage. Natürlich können auch Pflanzen mehr oder minder durch Umweltgifte belastet sein. Fleisch, Wurst, Geflügel, Fisch, Eier und daraus bzw. damit hergestellte Produkte sind aber im Regelfall um ein Vielfaches mehr belastet. Denn die in der pflanzlichen Futternahrung bereits vorhandenen Pestizide, Schwermetallablagerungen, chemischen Niederschläge und radioaktiven Belastungen werden im Tierkörper meist gespeichert und sammeln sich in immer höheren Konzentrationen an. Dazu kommt noch die unselige, vom Kommerz diktierte und von mangelnder Ehrfurcht vor dem Leben zeugende Manie, Tiere mit Medikamenten und trotz Verbots mit Wachstumshormonen voll zu stopfen, um sie »schlachtreif« zu machen. Wer je auf einem Schlachthof war und Kühen in die Augen geschaut hat, bevor sie von Mitmenschen (»in unserem Auftrag«!) mittels des Bolzenschussgerätes gefällt wurden, weiß, dass auch diese Geschöpfe Seelen nicht nur haben, sondern *sind*, und dass wir

kein Recht besitzen, ihr irdisches Leben gewalttätig und brutal abzuschneiden. Wir essen ihre Angst später mit!
Die karmisch am wenigsten schädliche Ernährung besteht aus klarem Wasser und Früchten, bei denen wir nicht die Samen – die ja den Keim für neues Leben enthalten – mitessen, sondern nur das Fruchtfleisch. Danach kommt eine Ernährung, die auch Samen, Körner, Nüsse, Pflanzen, Blätter, Wurzeln usf. einschließt.
Je höher eine Lebensform entwickelt ist, desto gravierender ist der Eingriff in die natürlichen schöpferischen Kräfte, wenn wir dieser Lebensform das irdische Leben nehmen, um unseren Körper damit zu ernähren. Und umso weniger Gutes kann daraus natürlich erwachsen – wir haben es hier ja mit einer psychosomatischen und spirituellen Einheit zu tun! Im indischen Ayurveda, der ältesten überlieferten Medizin der Erde, gibt es denn auch eine klare »Wertigkeit« von Lebensformen, die sich danach richtet, wie viele Elemente in der jeweiligen Lebensform aktiv entfaltet sind. Im Menschen z.B. sind Wasser, Erde, Feuer, Luft und Äther (Äther steht für geistiges Bewusstsein) aktiv, in Säugetieren nur vier Elemente ohne Äther, in Vögeln, Fischen und Reptilien noch weniger und in Pflanzen schließlich nur eines, nämlich Wasser.
Wenn wir einmal die Grundlagen einer bewussten Lebensweise – Gesundheitsaspekte, Umweltbelastungen, spirituelle Überlegungen – verinnerlicht haben, so wird uns auch eine entsprechende natürliche Ernährung, die Umweltbelastungen mit in Rechnung stellt, nicht schwer fallen. Das muss kein ausgeklügeltes System sein, und es müssen auch keine schwierig einzuhaltenden Pläne aufgestellt werden.
Lassen Sie uns an dieser Stelle aber auch festhalten, dass es keine hundertprozentig gesunde Lebensweise und keine hundertprozentig schadstofffreie bzw. richtige Ernährung gibt. Unsere Welt ist nicht vollkommen, wir sind nicht vollkommen, und wir werden es – solange wir durch den Körper

leben – auch nicht werden können. Aber wir können selbstverständlich die richtige Richtung einschlagen.
Kommen wir nun zu den Nahrungsmittelgruppen, die auf jeden Fall Teil unserer Ernährung sein sollten, um gesund zu werden und zu bleiben und uns so weit als möglich vor Umweltbelastungen zu schützen. Bitte prüfen Sie selbst, ob Ihnen Lebensmittel aus der organischen oder biodynamischen Landwirtschaft besser bekommen als Industrieprodukte:

- Wasser: Wasser, Wasser und nochmals Wasser – am besten genießen Sie gutes, klares Quellwasser ohne Kohlensäure. Wenn die öffentliche Wasserversorgung das noch nicht oder nicht mehr bietet, trinken Sie notfalls gutes, in Flaschen abgefülltes Quell- oder Mineralwasser (siehe auch den Abschnitt über Wasser). 1,5 bis 2,5 Liter am Tag sollten Sie mindestens trinken. Kräutertees, Fruchtsäfte, Tee, Milch, Kaffee, Wein, Bier und andere alkoholische Getränke ersetzen den Bedarf unserer Nieren an klarer Flüssigkeit nicht!
- Obst: Wir sollten, wenn irgend möglich, Obst der jeweiligen Jahreszeit und der Gegend, in der wir leben, zu uns nehmen. »Echte Fruchtsäfte«, die 100 Prozent Saft enthalten, sind meist viel zu konzentriert – man sollte sie mit Wasser verdünnen, und sie ersetzen das Obst (Äpfel, Birnen, Beeren, Kirschen, Pflaumen, Aprikosen, Pfirsiche, Trauben etc.) *nicht*. Die so genannten Fruchtnektare sind meist minderwertig zusammengemixte Getränke mit Zucker und Wasser.
- Salat und Gemüse: Täglich mindestens einmal sollten Sie frischen Salat, frisches Obst oder Gemüse (am besten ungekocht) essen. Salat, mit gutem Pflanzenöl angemacht, muss vor der Hauptmahlzeit verzehrt werden, um dem Organismus am wirksamsten zu nutzen. Salat und Gemüse wählen Sie am besten ebenfalls je nach Region und

Jahreszeit. Wurzelgemüse, Reis, Hirse und Kartoffeln wirken der Übersäuerung entgegen.

- Getreide: Vollkornprodukte, am besten auch nicht erhitzter frisch gemahlener, vielleicht über Nacht eingeweichter Frischkornbrei sind eine wichtige Säule der gesunden und naturgemäßen Ernährung. Allerdings bringen alle üblichen Nahrungsmittel aus Getreide – einschließlich Brot und Nudeln – die Tendenz zur Übersäuerung des Organismus mit sich. Vergewissern Sie sich, dass Soja naturbelassen und nicht genmanipuliert ist.

Was wir vermeiden sollten

Zucker, Weißmehl und andere stark »raffinierte« Produkte sind »Mineralstoff- und Vitaminräuber«. Sie führen zur Übersäuerung des Organismus. Alkohol gehört ebenfalls dazu, auch Schwarztee und Kaffee, vor allem, wenn dieser gefiltert wird. Espresso und Cappuccino sind im Vergleich damit unbedenklicher, weil wichtige Stoffe – es gibt deren etwa achthundert – nicht herausgefiltert worden sind. Dabei handelt es sich um jene Substanzen, welche die Magenschleimhaut schützen (Mucilaginosum).

In den neunziger Jahren warnten Virologen vor dem Hintergrund der BSE-Krise vor dem Verzehr von tierischem Hirn und Knochenmark. Wer jedoch Rindfleisch aus Angst etwa vor BSE meide, aber Gemüsesülze esse oder sich Götterspeise koche, die mit Gelatine zubereitet sind, begebe sich möglicherweise ebenso in Gefahr. Es sei die Frage, welche Rolle vielleicht sogar Gummibärchen in der Nahrungskette spielten.

Nahrungsmittel und Getränke, die künstliche Süßstoffe enthalten, sind auf gar keinen Fall zu empfehlen. Die möglichen Neben- und Wechselwirkungen von Cyclamat, Saccharin,

Nutrasweet, Sorbit etc. sind in keiner Weise ausreichend erforscht, und es gibt genügend Alternativen (Apfel- oder Birnendicksaft zum Süßen, Honig, Datteln, Feigen), um unnötige Risiken zu umgehen.

Haushalt, Kleidung, Schönheit

Putz- und Reinigungsmittel: notwendige Übel?

Problemsituation heute

Wir brauchen Reinigungs- und Waschmittel – aus hygienischen und ästhetischen Gründen. Aber welche? Die Ballung von Gesundheitsbelastungen aus der Umwelt ist derart stark geworden, dass schon einzelne, in solchen Mitteln auch nur geringfügig vorhandene Stoffe dazu führen können, dass wir Hautausschläge, irritierte Schleimhäute oder Kopfschmerzen (aufgrund von Ausdünstungen dieser Stoffe) bekommen.
Wir vergiften uns damit selbst. In vielen deutschen Haushalten werden offenbar zu hohe Konzentrationen an Schädlingsbekämpfungsmitteln genommen. Eine Studie der Uni Oldenburg wies schon 1993 nach, dass von 379 untersuchten Haushalten nur in zweien keine Pestizide verwendet wurden.
Für viele der insgesamt mindestens 42 Wirkstoffe, nach denen die Wissenschaftler gesucht hätten, gäbe es keine offiziellen Grenzwerte. Es seien alles Nervengifte. Es gebe deutliche Hinweise, dass diese Stoffe ein Blutkrebsrisiko darstellten. Symptome von Vergiftungen seien unter anderem Kopfschmerzen, Erbrechen, Übelkeit, Fieber oder Taubheit.
Es gibt eine aktuelle Arbeitsgruppe der Uni Oldenburg unter Leitung der Professoren Dr. Werner Butte und Dr. Erich Zeeck, die sich damit seit mehreren Jahren beschäftigen und Studien betreiben. Freundlicherweise werden die Ergebnisse der Gefahrstoffe laufend im Internet zur Verfügung gestellt (www.uni-oldenburg.de).
Auch die Uni Rostock befasst sich mit den Themen. Eine

Veröffentlichung können Sie beispielsweise finden unter der URL http://arbmed.med.uni-rostock.de (zurzeit Stand 27. Dezember 2004) und über www.umwelt-online.de, die über die Grenzwerte der Umweltgifte Auskunft gibt.

Zukünftige Entwicklung

Sie wissen es längst: Es wird besser, wenn wir uns entschließen, solche Produkte zu kaufen und zu verwenden, die am gesundheitsschonendsten und umweltverträglichsten sind. Prüfen Sie selbst, lassen Sie sich im Reformhaus, Ökoladen oder von Ihrem Behandler beraten. Achten Sie auf den »Blauen Engel« und andere Umweltgütezeichen.

Typische Krankheitswirkungen – körperliche Symptome

Mögliche Symptome bei Unverträglichkeit von Putzmitteln sind Allergien, Pickel, Hautbläschen, Atemwegsreizungen bis hin zu »Asthmaanfällen«, »Heuschnupfen«, Kopfschmerzen, Übelkeit sowie (chronischer) Schleimhusten.

Heilvorschlag

Mit der »Waschmittel-Nosode«, einem homöopathischen Heilmittel, können Sie bzw. Ihr Behandler – nachdem Sie die jeweiligen »Übeltäter« erkannt (und ab sofort weggelassen!) haben – die Schadstoffinformation wieder aus Ihrem Körper ausleiten.

Sie sollten bei hartnäckigen Allergien etc. auf jeden Fall austesten lassen, ob Substanzen aus Ihrem Haushalt dafür verantwortlich sind. Das geht auch ohne die üblichen Allergietests, bei denen Ihnen etwa Injektionen gegeben oder »Quaddeln« gesetzt werden, sondern z.B. mit Kinesiologie oder Radiästhesie.
Auf Erste-Hilfe-Fälle bei einer unsachgemäßen Anwendung von Haushaltsreinigern usf. können wir wegen der Fülle der Stoffe hier nicht eingehen. Dazu schreibt Dr. med. Josef Velvart viel Wissenswertes in seinem Buch *Gift im Haushalt – Erste Hilfe bei Unfällen* (siehe Literaturverzeichnis).

Wie Sie vorbeugen können

Wenn Ihr Arzt oder Heilpraktiker herausgefunden hat, auf welche Putzmittel Sie mit Krankheitssymptomen reagieren, sollten Sie diese Produkte natürlich meiden. Erkundigen Sie sich im Reformhaus oder im Naturladen über die gängigen Alternativen. Verzichten Sie auf möglichst viele chemische und synthetische Substanzen. Mit Essig oder Zitronenwasser kann man fast alles im Haushalt gut reinigen.

Kleidung ohne Allergiegefahren

Problemsituation heute

Kleidungsstücke (auch Bettwäsche) mit synthetischen Fasern laden sich oft elektrostatisch auf und schaffen damit ein elektromagnetisches Feld, das unseren Allgemeinzustand belastet.

Weichspülmittel, die von uns in die Waschmaschine gegeben werden, oder spezielle Stoffe und Imprägniermittel, die bereits von der Fabrik in die Textilien eingearbeitet wurden, können zu Hautirritationen führen, ebenso Wäschestärke und bestimmte Waschmittel.

Typische Krankheitswirkungen – körperliche Symptome

Hautjucken, Allergien, häufiges Niesen, geschwollene oder gerötete Augen, elektrostatische Aufladung, unangenehmes Schwitzen sind häufige Beschwerden, die durch Textilien ausgelöst werden, welche belastende Substanzen enthalten. (Viele Hersteller weisen mittlerweile allerdings auf Etiketten darauf hin, dass ihr Produkt ohne den Einsatz gesundheitsschädlicher Stoffe hergestellt wurde. Achten Sie also schon beim Kleidungskauf auf solche zusätzlichen Informationen.)

Heilvorschläge – wie Sie vorbeugen können

Wenn Kleidungsstücke oder bestimmte Fasern und Textilstoffe als Auslöser einer Gesundheitsbeeinträchtigung erkannt worden sind, sollten Sie diese natürlich nicht mehr tragen. Prüfen Sie aber auch, ob eventuell die eigene Waschmethode oder die chemische Reinigung für die gesundheitlichen Belastungen verantwortlich sind.
Wenn irgend möglich, tragen Sie keine Wäsche (Unterwäsche, Socken, Blusen, Hemden) direkt auf dem Körper, die ganz oder teilweise aus Synthetikfasern besteht. Am besten ist Wäsche aus natürlichen Fasern, also Baumwolle, Wolle einschließlich Angora, Lambswool, Kaschmir, Leinen, Seide,

Rayon und Viskose (beides aus Baumfasern). Auch Pullover, Jacken, Röcke, Hosen, Anzüge usf. sind in der Regel gesundheitlich umso unbedenklicher, je natürlicher sie sind. Was unser Schuhwerk betrifft, sollten wir – zumindest in geschlossenen Räumen, in denen sich elektrostatische Aufladung aufbauen kann – auf Synthetiksohlen verzichten.
Lassen Sie spezielle »Weichmacher« in Ihrem Wäschegang möglichst ganz weg. Als altbewährtes Hausmittel gilt, einfaches »Sodapulver« zur Wäsche zu geben. Waschen Sie neue und »zweifelhafte« Kleidungsstücke erst einmal, bevor Sie sie tragen, um wenigstens die gröbsten Chemiereststoffe etwas herauszulösen. Und achten Sie darauf, sich lieber weit geschnittene Sachen zu kaufen, damit Abrieb und Verbindungen von Schweiß mit eventuellen Synthetikstoffen nicht so häufig und intensiv entstehen.
Für sich genommen, mögen die gesundheitlichen Belastungen durch Kleidungsstücke und Waschverfahren unter Umständen relativ harmlos sein. Im Verbund mit der Fülle der übrigen Umweltbelastungen können sie aber zu jenem traurig berühmten Tropfen werden, der das Fass zum Überlaufen bringt. Bei der Kleidung fällt es uns oft leichter als in anderen Bereichen, sicher zu entscheiden, was für unsere natürliche Gesundheit schlechter und was besser ist.

Kinderwindeln

Pestizidrückstände aus dem Anbau von Pflanzenfasern für die Textilproduktion, »Ausrüstung« von Kleidungsstoffen mit Chemieprodukten, um sie seidig, Wasser abweisend oder bügelfrei zu machen, sind typische Probleme für unsere »Erwachsenenkleidung«. Ein »Kleidungsstück« aber, die Windel für Säuglinge und Kleinkinder, hat es oft leider auch auf unangenehme Weise »in sich«. »Anti-

mikrobielle« Zusatzstoffe sollen die Windeln keimfrei(er) halten.
Im Mai 2000 kamen viele Höschenwindeln aufgrund einer Versuchsreihe von Greenpeace ins Gerede, bei der das Fungizid TBT (Tributylzinn) in erhöhten Konzentrationen festgestellt wurde. TBT ist ein Dauergift; es reichert sich im Organismus an und stört den Hormonhaushalt sowie das Immunsystem. Auf Wasserorganismen wirkt es schon in kleinen Dosen tödlich. Beim Menschen kann es zur Abwehrschwäche führen und Nervenschäden verursachen. Bei einer der bekanntesten Windelherstellerfirmen war der Teil der Windel, der am höchsten mit TBT belastet war, das elastische Bündchen, welches die Beine des Kindes umschließt. Wichtig ist, darauf zu achten, dass keine antimikrobiellen Zusatzstoffe enthalten sind.
Franz Daschner, Experte für Hygienefragen am Klinikum der Universität Freiburg, nennt die Anwendung von antimikrobiellen Substanzen bei Kleidungsstücken »hygienischen Blödsinn« und sagt, »Windeln von Kindern müssen nicht ausgekocht werden. Eine 60-Grad-Wäsche reicht auf jeden Fall aus.«

Schönheit und Umwelt

Problemsituation heute

Kosmetika dienen nach dem griechischen Ursprung des Wortes dem Schmuck der Menschen. Dr. med. Josef Velvart nennt in seinem Buch *Gift im Haushalt* (siehe Literaturverzeichnis) als »potenziell giftige Produkte« Badezusätze, Haar-, Nagel-, Hautpflegemittel und alkoholhaltige

Kosmetika. Dabei bezieht er sich jedoch nur auf die missbräuchliche Anwendung (z.B. durch Kinder). Nagellackentferner gelten auch bei sachgemäßer Anwendung als gefährlich, weil das Einatmen der Dämpfe zu Schleimhautreizungen oder Atemnot führen kann. Nagelhärter enthalten oft Formaldehyd; auch viele andere Kosmetika werden (noch) mit diesem kanzerogenen Stoff hergestellt (Kosmetika, die Formaldehyd enthalten, müssen entsprechend gekennzeichnet sein). Allergien können auch von Kollagen in Cremes stammen (Kollagen besteht aus Hühnerpfoten und Tierhäuten).
Es gibt daneben aber eine weitere Frage, die mehr ethisch-spiritueller Natur ist, nämlich ob Tiere gequält werden müssen, um Schönheitsprodukte zu testen. Dabei geht es um karmische Gesundheitsbelastungen und unsere eigene Bewusstseinsentwicklung. Wer für diese Bedenken offen ist, bedarf keiner weiteren Ausführungen zu dem Thema.

Zukünftige Entwicklung

Es wird sich wohl der Trend fortsetzen, dass die Kundinnen immer bewusster darauf achten, möglichst natürliche Kosmetikprodukte zu kaufen, die ohne Tierversuche entwickelt wurden. Der Nachteil, dass bei Naturprodukten manchmal eine kürzere Haltbarkeit in Kauf genommen werden muss, ist angesichts dessen zu verkraften.

Typische Krankheitswirkungen, Vorschläge zur Heilung und Vorbeugung

Zu nennen sind hier vor allem Hautjucken, rote Flecken, Nesselsucht, allergische Reaktionen an Augen und Nase, Müdigkeit.
Lassen Sie alles tierische Eiweiß weg, in der Nahrung und in Ihren Kosmetika. Salben und Heilsalben auf der Basis von Lanolin (Wollfett) sowie auf der Basis von Bienenprodukten können zu allergischen Reaktionen führen. Testen Sie (mithilfe der Kinesiologie, Radiästhesie oder Biofunktionsdiagnose) aus, welche Kosmetik oder welcher Duft- oder Hilfsstoff Ihnen schadet.
Benutzen Sie möglichst keine Sprays mit Treibgas.
Als Salbe und Salbenbasis empfehle ich die Herbal Cream der »kalifornischen Blütenmittel« (erhältlich z.B. über die Chrüter-Drogerie in Schaffhausen [siehe Anhang]), die auf rein pflanzlicher Grundlage und ohne Wollfett hergestellt wird. Sehr hilfreich sind Jojobaöl und Aloe vera ohne chemische Haltbarkeitsstoffe. Achten Sie grundsätzlich auf reine und natürliche Inhaltsstoffe, aber auch auf Hilfsstoffe und Katalysatoren.
Verwenden Sie aus karmischen Gründen keine Kosmetika, die in Tierversuchen getestet wurden.

Zehn Tipps für Schönheit aus der Natur

Um sozusagen »aus dem Nähkästchen zu plaudern«, möchte ich Ihnen meine eigenen kleinen natürlichen Schönheitsgeheimnisse verraten:

1. Schönheit kommt von innen: Viele und häufige positive Gedanken und Gefühle bringen Ihre wahre in-

nere Schönheit zur Geltung. Wenn jemand zu Ihnen eklig ist, so machen Sie dies bitte nicht zu Ihrem Problem, sondern lassen Sie es seines bleiben. Lächeln Sie sich selbst täglich im Spiegel an. Und das Wichtigste: Lernen Sie, sich nach innen zu wenden – zu meditieren. Menschen, die meditieren, haben weniger Falten ...

2. Rauchen Sie möglichst nicht! Sie schaden nicht nur Ihrer Gesundheit, sondern genauso Ihrer Haut und damit Ihrer Schönheit.
3. Viel naturbelassene Frischkost hält Sie ebenfalls jung, frisch und schön.
4. Licht, Luft und Sonne sind ein Elixier für Ihren Organismus und halten Sie ebenfalls schön. Ich meine nicht das endlose »Braten« in der Sonne (oder auf der Sonnenbank), um braun zu werden. Allerdings können Sie sich gerade in den Wintermonaten durchaus einmal in der Woche die Sonnenbank für 15 Minuten gönnen.
5. Trinken Sie viel gutes Quellwasser, mindestens 1,5 bis 2,5 Liter pro Tag.
6. Zur Ganzkörperwäsche sowie zum Händewaschen empfehle ich eine reine Pflanzenseife; fragen Sie in Naturkostläden, Drogerien oder Reformhäusern nach.
7. Zur Gesichtsreinigung verwende ich weder Seife noch irgendeine »Waschlotion«. Stattdessen benutze ich Mandelkleie und ab und zu Seesand-Mandelkleie (die beide pH-neutral und parfümfrei sind).
8. Morgens verwende ich ein parfümfreies, natürliches Gesichtswasser, das verhornte und abgestorbene Hautteilchen fortnimmt. Es dient also nicht zum Waschen. Hier kommt es auf Ihren Hauttyp an, welches Gesichtswasser Sie brauchen.

9. Ich ziehe natürliche Duftstoffe und reine ätherische Öle (Aromaöle) synthetischen Duftsubstanzen eindeutig vor.
10. Morgens und abends verwende ich als Feuchtigkeit spendende Gesichtscreme die »Self Heal Blütenessenz-Hautcreme« – in der preiswerten Großpackung – aus den »kalifornischen Blütenmitteln«. Dort dient sie eigentlich als »Notfallmittel«, sie gilt aber als der Geheimtipp für Frauen, die nach einer reinen und natürlich-guten Gesichtscreme suchen. Self-Heal-Blütenessenz-Hautcreme enthält u. a. Aloe-vera-Gel, Jojoba- und Avocadoöl (sie ist nicht mit Wollfett hergestellt wie die Bach-Blüten-Notfallsalbe aus dem englischen Bach-Center). Vielleicht mögen Sie einige Tropfen reine ätherische Öle als Duftspender mit dazugeben. Falls die Haut im Laufe der Jahre trockener wird, können Sie diese Creme selbst mit zwei Ölen weiter anreichern, und zwar mit Sesam- und Avocadoöl. Eventuell empfiehlt sich für Sie auch die Vitamin-E-Hautcreme aus dem Neuform-Reformhaus. Sie erhalten die Self-Heal-Blütenessenz-Hautcreme und andere wertvolle natürliche Hautpflegemittel über das Reformhaus, die Drogerie und speziell die Chrüter-Drogerie in Schaffhausen (siehe Anhang).

Die Erde achten – Boden und Bauen

Bodenbelastung und Umweltschutz

Problemsituation heute

Unser Boden ist großflächig belastet, teilweise verseucht und an manchen Stellen sogar gnadenlos giftig. Daran sind wir alle mit »schuld«, nicht nur die »gewissenlose« Industrie: Wir wollen billigere Nahrungsmittel und erlauben der Landwirtschaft durch unser Konsumverhalten, den Boden mit Kunstdünger voll zu streuen und Pflanzen»schutz«mittel zu versprühen. Wir wollen mehr und billigere Massenprodukte und »erlauben« also Industrieverfahren, bei denen tonnenweise Schadstoffe anfallen, die über die Luft und das Wasser schließlich in den Boden gelangen, wenn sie nicht ohnehin konzentriert direkt im Boden eingelagert werden. Und wir alle helfen eifrig mit, Klärschlamm zu produzieren, der ja auch nicht auf den Mond geschossen wird, sondern irgendwo auf der Erde abgelagert werden muss.
Boden, Wasser, Luft – das ist eine lebendige Einheit. Das sind sozusagen Fleisch, Blut und Haut des großen Organismus »Gaia«, unseres Heimatplaneten. Auf seiner Oberfläche tummeln wir Menschen uns herum – und schädigen und verwüsten ihn seit Beginn der industriellen »Revolution« im 19. Jahrhundert in zuvor nicht gekanntem Ausmaß.
Ein einziges Gramm eines gesunden Bodens enthält Millionen von Kleinstlebewesen, die für das bloße Auge nicht erkennbar sind. Sie beeinflussen sich und bewahren ein kompliziertes Gleichgewicht untereinander, sie fördern das Pflanzenwachstum und helfen bei der Wasserreinigung.

Dieses natürliche Gefüge wird von uns Menschen durcheinander gebracht – mit chemisch-synthetischen Stoffen, mit Giften, Abwässern und Abraum.

Zukünftige Entwicklung

Statt eines eigenen Kommentars bringe ich an dieser Stelle das Zitat eines weit blickenden Journalisten, das schon vor bald fünfzehn Jahren erschien, und zwar in der *Süddeutschen Zeitung* vom 8. November 1991, prinzipiell von seiner Aktualität aber noch nichts verloren hat:

> »In Germering bei München beschloss der Stadtrat, den Einsatz des Totalherbizids Terbutylazin im Wassereinzugsgebiet der Gemeinde verbieten zu lassen. Terbutylazin sollte das ebenfalls umstrittene Atrazin ersetzen. Inzwischen zweifeln Experten jedoch, ob Terbutylazin tatsächlich besser in den oberen Schichten des Bodens gebunden wird als Atrazin. Möglicherweise belastet es das Grundwasser ebenso. Kritiker nehmen an, dass Terbutylazin sogar schneller in die unteren Erdschichten gelangt. Terbutylazin kann ein ganzes Spektrum von Wildkräutern vernichten und wird z.B. im Mais- und Obstanbau sowie in Weinbergen eingesetzt. Die Gewächse nehmen das Gift hauptsächlich über die Wurzeln auf. Terbutylazin hemmt die Photosynthese und andere lebenswichtige Prozesse der Pflanze. In Tierversuchen führt es in größeren Konzentrationen zu Vergiftungen, die sich zuerst in Atembeschwerden, schneller Erschöpfung und Bewegungsstörungen äußern. Die genaue Wirkung beim Menschen oder ein spezifisches Gegenmittel zu dem Gift sind noch nicht bekannt.«

Solche Sätze mag man schon gar nicht mehr lesen, so alltäglich sind sie geworden. Es hat sich mittlerweile zwar auch einiges getan – Umweltaspekten wird in der Industrie eine höhere Priorität eingeräumt –, an der Grundsituation veränderte sich jedoch nichts: Wann hören wir mit unserem Machbarkeitswahn auf, mit dem Irrsinn zu glauben, wir selbst könnten bessere Mittel und Methoden ersinnen, wie die Natur zu nutzen sei, als die Natur selbst? (Obwohl die meisten sie ja gar nicht mehr nutzen, sondern nur ausbeuten ...) Auf ein schließlich als giftig erkanntes Gift erfinden wir schnell ein anderes Mittel, das sich später unter Umständen als genauso oder noch giftiger herausstellt. Es ist die alte Geschichte vom Teufel und dem Beelzebub.

Dennoch besinnen sich immer mehr Menschen wieder auf die gottgegebenen natürlichen Lebensgrundlagen und wollen z.B. durch den Kauf von Bioprodukten eine Landwirtschaft unterstützen, die nicht nur gesündere Nahrungsmittel für den Menschen produziert, sondern auch schonender mit der Umwelt umgeht und durch nachhaltige Konzepte für die Agrarlandschaft dazu beiträgt, dass uns Mutter Erde auch in Zukunft noch in ausreichendem Maße ernähren kann.

Typische Krankheitswirkungen – körperliche Symptome

Dioxinschlacken auf nicht sanierten Kinderspielplätzen und Sportstätten führten z.B. zu teils schmerzhaften Ekzemen. Dioxin in den Böden von Gärten, Gemüsefeldern und Weideland etc. gelangte aber auch über die Nahrungsmittelkette in die Lebensmittel und in die Muttermilch.

Die Krankheitssymptome unterscheiden sich im Einzelnen je nach den verschiedenen Schadstoffen und Giften, die wir entweder direkt vom Boden oder über die Nahrungsmittelkette aufnehmen, und müssen vom Arzt oder Heilpraktiker diagnostiziert und entsprechend behandelt werden.

Die größten bzw. meisten Gefahren von schadstoffbelasteten Böden gehen indes nicht vom unmittelbaren Hautkontakt aus, sondern entstehen über den Weitertransport dieser giftigen Substanzen in das Trinkwasser und die Nahrung! So wurden beispielsweise schon Rückstände von Herbiziden in bestimmten Weinen nachgewiesen.

Gefühlsmäßige und geistige Entsprechungen

Die Erde ist das, was uns trägt, uns Sicherheit schenkt, in der etwas wachsen und uns nähren kann. Der Boden nimmt die beseligende Kraft der Sonne auf und speichert ihre feurige Wärme. Er bewahrt die lebendigen Wasser auf und lässt sie in immer wieder neue Schöpfungswunder fließen.
Die Erde ist der Mittler zwischen dem festen inneren Kern und der leichten, austauschfreudigen Luft. Unser Boden ist das Symbol für Fruchtbarkeit schlechthin. Wie wir mit ihm umgehen, zeigt uns und anderen Menschen an, wie weit unser spirituelles Bewusstsein entwickelt ist.

Heilvorschläge

Wenn ein(e) Behandler(in) ausgetestet hat, dass und welchen spezifischen Schadstoff Sie über verseuchte Erde bei der Gartenarbeit, beim Sport, beim Baden aufgenommen haben, wird die entsprechende homöopathische Nosode helfen.
Auf der anderen Seite können Sie direkt spüren, wie Sie erfrischt und geerdet werden, sich von schädlichen Spannungen zu entladen und mit neuen Kräften aufzuladen vermögen, wenn Sie barfuß über gute Erde und Wiesen gehen.

Wie Sie vorbeugen können

Lassen Sie Kleinkinder nicht in Sandkästen oder auf Spielplätzen spielen, deren Sand bzw. Asche etc. von zweifelhafter Herkunft ist. Erkundigen Sie sich bei Ihrer Gemeinde, ob bei verdächtigen Spiel- oder Sportplätzen Bodenproben genommen wurden bzw. Sanierungsmaßnahmen eingeleitet oder durchgeführt wurden.
Eine andere Form der Bodenbelastung sind Tierexkremente – von Hunden, Katzen und anderen Tieren –, vor denen man vor allem Kleinkinder natürlich auch fern halten sollte!

Bewusst bauen – gesund wohnen

Problemsituation heute

»Das Ausmaß der Vergiftung unserer Wohnumwelt ist sehr viel größer, als man gewöhnlich annimmt. Grundsätzlich ist heute jeder durch Wohngifte mehr oder weniger belastet.« So Prof. Dr. Anton Schneider vom Institut für Baubiologie und Ökologie in Neubeuern.
Problematische Umweltbelastungen für unsere Gesundheit entstehen nicht nur durch Konsumgesellschaft, Industrieproduktion und Massenverkehr, sondern auch direkt bei uns zu Hause, in der Wohnung oder im Haus.
Grundsätzlich haben wir es mit mehrerlei Arten von Gesundheitsbelastungen im Wohnbereich zu tun: mit von Menschen geschaffenen Problemen wie schädlichen Baustoffen, belasteter Luft und von uns erzeugten elektromagnetischen Feldern. Dazu kommen noch natürliche geopathische Ein-

flüsse aus Wasseradern, Erdstrahlen und Kreuzungen von Wasseradern oder Kraftlinien sowie deren Verläufe (dazu mehr im nächsten Kapitel).
Dies ist ein ungeheuer komplexes Thema. An dieser Stelle wollen wir Ihnen einen Überblick geben mit Hinweisen auf die wichtigsten Punkte, die es zu beachten gilt und die relativ leicht zu verwirklichen sind.

Chancen für gesundes Wohnen

Wählen Sie Naturteppiche ohne Synthetikmaterialien, gleich, ob es sich um Teppichboden oder um einzelne Teppiche handelt. Sie vermeiden damit giftige Ausdünstungen von Chemikalien, mit denen Synthetikteppiche meist behandelt werden, und weit gehend auch die sonst üblichen elektrostatischen Aufladungen. Oder lassen Sie Holzparkett oder gebrannte Ziegelkacheln verlegen, z.B. über einer Fußbodenheizung (die geerdet sein muss!), wenn das für Sie finanziell möglich ist. Auch Kork (je reiner, desto besser) oder Linoleum kommen als Bodenbelag infrage.
Achten Sie auf den richtigen Fußbodenkleber. »Auch die heutigen Produkte bringen immer noch viel unnötige Chemie ins Haus«, heißt es beispielsweise in der Februarausgabe 2005 der Zeitschrift *Öko-Test.*
Leisten Sie sich ein Schlafzimmer, das weitgehend frei von Belastungen ist; d.h., dass Sie ein Holzbett haben sollten mit einer Matratze aus reinen Naturmaterialien ohne Synthetikstoffe, dass auch das Bettzeug und die Gardinen frei von synthetischen Fasern sein und dass Sie in der Nähe des Bettes keine elektrischen und/oder elektronischen Geräte einstecken haben sollten. Dazu gehören Digitaluhren, Radiowecker und vor allem der Fernseher, auch wenn er »nur« auf Bereitschaft steht. Mit bestimmten einfachen Messgerä-

ten können Sie leicht selbst die elektromagnetischen Felder um solche Geräte überzeugend messen und nachweisen. Sie können z. B. ein batteriebetriebenes Transistorradio nehmen, es so einstellen, dass kein Sender, sondern nur Rauschen zu hören ist, und es dann näher oder weiter vom Fernsehbildschirm entfernt halten. Es wird dabei lauter bzw. leiser und gibt Ihnen wenigstens einen gewissen eigenen Eindruck davon, dass wir tatsächlich immer mehr oder weniger von Strahlen und Feldern umgeben sind und dass es Sinn macht, diese Belastung so gering wie möglich zu halten.
Und lüften Sie oft und ausreichend lange. Wenn Sie nun noch auf harmonische, beruhigende Farben achten und vielleicht eine Bienenwachskerze anzünden oder eine Aromaöllampe benutzen, werden Sie sich in Ihrem Schlafzimmer wie in einem kleinen Paradies vorkommen.
Lassen Sie so viel Sonnenlicht wie möglich in Ihre Wohnung bzw. Ihr Haus. Prüfen Sie, ob Sie kleine Fensterstöcke vergrößern oder statt mehrfach geteilter Fenster einteilige einsetzen können.
Verwenden Sie möglichst natürliche Haushaltsreiniger.
Verbessern Sie die Luft und verschönern Sie Ihr Heim mit Grünpflanzen, wie auch im Abschnitt über die Entdeckungen von Dr. Wolverton beschrieben.
Ziehen Sie Ihre Schuhe möglichst schon im Flur aus. Das schützt Kleinkinder, die noch viel am Boden herumkrabbeln. Und Blei- sowie Pestizidablagerungen auf Teppichen – vor allem Hochflorteppichen – werden um bis zu 90 Prozent nur dadurch verringert, dass wir uns die Schuhe ausziehen.
Achten Sie darauf, so wenig wie möglich Plastik im Haus zu haben (Badevorhänge, Küchenbeschichtungen, plastifizierte Tapeten), weil Plastik dazu neigt, schädliche Dämpfe abzusondern, die wir unwillkürlich einatmen. Alternativen sind ein Baumwollvorhang, echtes Linoleum als Bad- und Küchenboden, Holz, Papiertapeten etc.
Was geopathische und/oder elektromagnetische Störun-

gen angeht: Pendeln oder muten Sie selbst oder lassen Sie eventuell einen seriösen Rutengänger kommen; verwenden Sie gute Korkmatten und/oder Bienenwabenplatten zur Abschirmung.
Gemessen an dem Nutzen, den Sie durch solche Maßnahmen haben, ist der Aufwand relativ gering. Weitere Anregungen hierzu finden Sie z.B. auch in meinem Buch *Praktischer Leitfaden Feng Shui* (siehe Literaturverzeichnis).
Nun noch einige Hinweise für diejenigen unter Ihnen, welche die Möglichkeit haben, beim Bau von Wohnung oder Haus selbst mitzubestimmen.
Verwenden Sie möglichst viele natürliche Baustoffe, obwohl auch solche übrigens teilweise belastet sein können. Besonders empfohlen als Grundbaustoffe eines »Biohauses« werden: Holz, Lehm/Ziegel, Kalk, Sand und Natursteine. Als Wärmedämmstoffe kommen infrage: Kork, Kokosfasern, Rinde, gekalkte Hobel- und Sägespäne, Strohprodukte und »Strohlehm«, Schilf, Torf sowie gegen Feuer und Ungeziefer präparierte Schafwolle. Mehr erfahren Sie z.B. vom Institut für Baubiologie + Ökologie (IBN) in Neubeuern, das auch einen Fernlehrkurs anbietet (Adresse siehe Anhang).

Sonderproblem Asbest

Die gesundheitsschädlichen Auswirkungen von Gebäuden, das so genannte »Sick Building Syndrome«, sind im Auftrag des Bundesforschungsministeriums genauer untersucht worden. Heute ist allgemein bekannt, dass zahlreiche Wohnsiedlungen mit Asbest verseucht waren und zum Teil noch sind. Messungen für eine Studie im Auftrag der Bayerischen Landes-Bausparkasse in Wohnsiedlungen in Kirchheim und Taufkirchen bei München haben Asbestkonzentrationen gezeigt, die »deutlich über den für Reinluftgebiete zu erwartenden Messwerten liegen«.

In den sechziger und siebziger Jahren wurden teilweise ganze Wohnblöcke mit Asbestzementprodukten (Faserzementplatten) verkleidet. Asbest eignete sich gut als Isoliermaterial. Es sind Silikatfasern; und je nach Faserlänge und -dichte und nach dem Verhältnis von Länge und Dichte wird von »kritischen Fasern« gesprochen. Bis Ende 1970 wurde Asbest verwendet. Seit 1998 ist seine Neuanwendung weitgehend verboten.

Vermeiden Sie auf jeden Fall die Beschädigung von asbesthaltigem Material, da sonst kleinste Fasern (unsichtbar für unser menschliches Auge) in die Atemluft gelangen können! Rufen Sie im Zweifelsfall ein örtliches Ingenieurbüro für Umweltmessungen an, um festzustellen, ob Ihre Räume belastet sind.

Im Mai 2004 wurde eine Schadstoffsanierung in einem Schulhaus in Manegg/Schweiz vorgenommen. Bei der Raummessung stellte man neben einem giftigen Mottenschutzmittel (Naphthalin) auch beschädigte Fenstersimse fest. Diese Platten enthielten Asbest. Sie wurden ausgetauscht, da bekannt war, dass Asbest schwere Lungenkrankheiten verursacht. So sollten alle Behörden reagieren!

Das Amtsgericht München hat in einem Urteil von 2004 (Az. 433 C 9149/C1) eine Mietminderung aufgrund einer Asbestbelastung gerechtfertigt, obwohl eine konkrete Gesundheitsbelastung nicht nachgewiesen war. Es wurde eine Mietminderung von 15 Prozent festgesetzt. Allein die Unsicherheit für einen Mieter, ob durch Asbestbelastung auch eine Schädigung der Gesundheit zu befürchten sei, stellt laut Urteilsbegründung eine derartige psychische Belastung dar, dass eine Mietminderung gerechtfertigt sei.

Zum Schluss dieses Abschnitts noch eine Warnung vor relativ hoher Radioaktivität in bestimmten Baustoffmaterialien:

Schlackensteine, Kraftwerksasche, Hochofenzement, Industriegips, aber auch die Natursteine Granit, Tuff und Bims sind »strahlender« als andere Baustoffe.
Zitate wie das folgende des Geopathologen Andreas Kopschina vermitteln uns weitere Aspekte des Gesamtbildes unserer Wohnsituation (siehe Literaturverzeichnis):

> »Erstens, die Schöpfung setzt uns keiner Gefahr aus, der wir nicht begegnen können. Zweitens finden sich in Altbauten nur selten geopathogene Zonen. Es musste also sicher schützende Materialien geben, die es zu finden galt. Ich erspare Ihnen die Umwege, die mich zum Kork führten ... Es ist bekannt, dass erst 50 cm Beton die Wärme- und Schalldämmung einer Korkplatte von 1 cm erbringen! ... Der Beton wird [aber] Baustoff bleiben ... Die Ursache der ausufernden Kosten im Gesundheitswesen ist die überwiegende Verwendung des Betons im Wohnungsbau! Die überwiegende Mehrzahl aller chronischen Erkrankungen hat ihre Ursache in geopathischer (und elektromagnetischer) Verstrahlung.«

Erinnern wir uns an seinen »Merksatz« und die Aufmunterung: »Die Schöpfung setzt uns keiner Gefahr aus, der wir nicht begegnen können!« Es bedarf »nur« unserer Wachheit, Bewusstheit, Sensibilität und Tatkraft!

Unsichtbare Strahlen

Chancen und Gefahren: Hinweise zum bestmöglichen Schutz

Praxisbeispiele

Radioaktive Schottersteine

Herr F., 45, freiberuflich und meist zu Hause tätig, leidet unter gereizten, geschwollenen Lymphbahnen am Hals. Bei der Untersuchung in der Naturheilpraxis stellt sich heraus, dass er radioaktiv belastet zu sein scheint.
Im Gespräch erzählt Herr F. von großen Schottersteinen, die er für seinen Steingarten angeschafft und selbst ausgelegt hat. Ein Radiästhet, also ein Wünschelrutengänger, mit herkömmlicher Rute und mit elektronischen Messgeräten ausgestattet, bestätigt später den Verdacht, dass die groben Schottersteine stark radioaktiv strahlen. Sie müssen ausgetauscht werden.
Herr F. erhält homöopathisches Calcium carbonicum. Aus England besorgt er sich homöopathisches Radium bromatum C200. Herr F. fühlt sich zusehends besser, seine Symptome verschwinden.

Brustknoten und elektromagnetische Strahlung

Frau K., 40 Jahre alt, bemerkt eines Tages, dass sich in ihrer linken Brust ein Knoten bildet, der über vierzehn Tage hinweg fast täglich größer zu werden scheint, bis fast zur

Größe eines Golfballs. Da sie sich bereits seit längerer Zeit besonders bewusst und gesund ernährt, derzeit auch keine ernsthafteren seelischen Probleme hat und die Beschwerden vor allem über Nacht schlimmer wurden, ruft sie einen seriösen Rutengänger zur elektromagnetischen Ursachenerforschung.
Dieser stellt fest, dass 50 Meter entfernt in der Höhe der Bettstelle eine durchgeschmorte Starkstromleitung aus einem Restaurantumbau heraushängt. Der Restaurantbesitzer ist aufgeschlossen genug, sich die Meinung des Rutengängers anzuhören. Er lässt den Elektriker kommen, der sofort einen Kurzschluss und eine falsche Erdung entdeckt und beides behebt. Die Ursache für die Knotenbildung wird also gefunden und saniert!
Eine vierwöchige Einnahme von homöopathischem Calcium carbonicum (hier in der hohen Potenz C200, da es sich um eine Vegetarierin handelte, die seit Jahren täglich meditierte) führte zur Rückbildung des Knotens. Diese Primärtherapie wurde laufend unterstützt durch Trinken roter Säfte (Rote-Bete-Saft, roter und schwarzer Johannisbeersaft, Kirschsaft) und die Einnahme von organischem Germanium GE 132, was in Deutschland leider nicht mehr zu erhalten ist. Es war als anorganisches Germanium auf dem Markt und hatte natürlich Nebenwirkungen.

Geheimnisvolle Strahlen

Herbst 1986, ein Dorf in Oberbayern, nicht weit von Erding: Zwei Kilometer entfernt, die goldene symbolische Weltkugel leuchtet vom Zwiebelturm der Dorfkirche herüber, macht ein

ZDF-Team ungewöhnliche Filmaufnahmen. Die Gemeinde brauchte einen neuen Brunnen. Wo sollte man ihn bohren? Jede unnötige Bohrung würde eine Mehrausgabe sein von Geld, das man nicht besaß.

Der Auftrag zur Suche ging nicht an Geologen, sondern an Wünschelrutengänger. Sie hatten eine bestimmte Stelle ausfindig gemacht und markiert. Nun musste die Bohrung zeigen, ob die Fundstelle nur eine »fixe Idee« war und sich die Gemeinderäte blamieren würden oder ob dort wirklich das benötigte Wasser war. Zur großen Verblüffung mancher skeptischen Fernsehzuschauer behielten die Dorfbewohner Recht: Wasser war da, genau in der richtigen Qualität, Menge und Fließgeschwindigkeit.

Im Jahr 2001 wurde unter der Leitung von Rutengängern mit Erfolg eine Brunnenbohrung für die öffentliche Wasserversorgung von Waldbrunn vorgenommen. Allerdings gibt es auch Misserfolge. Über den Verein Geobiologie e.V. können Sie mehr über dieses Thema erfahren (Website: www.geobiologie.de).

Menschen, die nur an das glauben, was den Augen sichtbar ist, tun sich schwer mit solchen Begebenheiten. Aber wer kennt das nicht beim Spaziergang im Wald: Mancher Baum ist eigenartig verwachsen, als ob er einer Strahlung ausweichen wollte. Ameisenhügel befinden sich meist über unterirdischen Wasseradern, wissen die alten Förster. Und im Sudan lassen die Nomaden beim Ortswechsel erst ihre Tiere auf die neuen Plätze: Dort, wo sich die Kühe niederlassen, ist eine gute Schwingung; und an dieser Stelle erbauen sie dann ihre Hütten.

Die Professoren Herbert König und Hans-Dieter Betz von der Technischen Universität München stellten nach langjährigen Untersuchungen, auch im Auftrag der Bundesregierung, schon im April 1989 fest: Es gibt Menschen, die feinfühlig auf unsichtbare »Strahlungen« von unterirdischen Wasseradern und Erdverwerfungen reagieren – und diese mit üblichen physikalischen Methoden noch nicht messbaren »Ströme« irgendwie »auffangen« und bestimmen können.

Erdstrahlen und Wasseradern

Es gibt verschiedene Strahlungen, die entweder entspannend oder aktivierend, aber auch störend auf den menschlichen Organismus einwirken können. Man spricht in diesem Zusammenhang von »geopathischen«, also »krank machenden« Einflüssen aus der Erde durch unterirdische Wasserläufe und Erdverwerfungen.

Kirchen sind häufig – unbewusst oder bewusst – auf Kreuzungen von Kraftlinien in der Erde und Wasseradern gebaut. Diese besonderen Kraftzonen machen teils besonders empfindsam wie z. B. bei Wallfahrtsorten und Altarplätzen, teils aktiv und wortgewaltig wie bei Kanzelplätzen. Oft wurden frühchristliche Kirchen ja an Orten gebaut, an denen bereits die »Heiden« ihre Heiligtümer hatten, weil an diesen Plätzen besondere Kräfte spürbar waren.

Wenn jedoch Bett oder Arbeitstisch über solchen Kreuzungslinien und »Störfeldern« stehen, kommt es zu einer unnatürlichen Dauerbelastung des Organismus. Denn am Schlaf- bzw. Arbeitsplatz halten wir uns ja viele Stunden auf.

Strahlen aus dem Himmel

Viele Menschen glauben an »Strahlen« aus dem »Himmel«, die beleben und inspirieren. Womöglich gehen die Visionen von Lourdes, Fatima und Medjugorje auf solche Strahlen zurück, die besonders sensible Menschen als Lichterscheinungen erlebten. Vielleicht, weil diese Menschen stark religiös waren, sahen sie Lichtstrahlen als Mariengestalten? Aus Tibet und dem indischen Teil der Himalajaberge wird überliefert, dass besondere Orte – die Berge Meru und Kailash und der Mansarovar-See – von kosmischen Kräften »aufgeladen« werden und Menschen, die dort beten oder meditieren, auch ungewöhnlich erhebende Erfahrungen machen können. Irgendwo im Himalaja soll das sagenhafte Shambala liegen, die »irdische Wohnstatt der Götter«, wie viele Millionen Inder hoffen. Dort befinde sich, so der Glaube, eine »Schaltstelle« für die Erde, an der erleuchtete Heilige und Weise über unser Schicksal wachten. Aber auch sehr viel handfestere und physikalisch nachweisbare Strahlungen kommen »aus dem Himmel«.

Elektromagnetische Strahlen bombardieren uns

Radio- und Fernsehsender, Haushaltsgeräte (u. a. die schädlichen Mikrowellengeräte) und elektronisches Spielzeug, Computer, Hochspannungsmasten und Elektroleitungen im Haus, Heizungen und Boiler, Telefonleitungen, Funktelefone, Mobil- und schnurlose Telefone, Mobilfunksendemasten – wir sind umgeben von Elektrosmog und radioaktiven Strahlen.

Überall auf der Erde herrscht eine natürliche Radioaktivität, die auf Bergen und in Flugzeugen höher ist als im Flachland. Diese Strahlung wurde und wird durch die Atomversuche der so genannten Großmächte zeitweise erhöht. Schwere radioaktive Unfälle in Atomkraftwerken – wir erinnern uns alle noch an Tschernobyl – setzen sehr viel gefährliche Radioaktivität frei.

Jahrzehntelang galt es als Fortschritt, wenn Handarbeiten oder mechanische Geräte durch elektrische oder elektronische Apparate ersetzt werden konnten. Der Segen der Elektrifizierung – z.B. Waschmaschine oder Eisenbahn – steht sicher nicht im Zweifel. Aufgeschlossene Forscher, Heilpraktiker und Naturärzte wissen allerdings, dass Strahlen aller Art auch gesundheitsgefährdende Risiken bergen können. Statistisch ist erwiesen, dass rund um Stromtransformatoren, Sendemasten und entlang Hochspannungsleitungen sowie in der Nähe von Mobilfunksendemasten mehr diffuse Gesundheitsbeschwerden, aber leider auch sehr konkrete Krankheitsfälle auftreten als anderswo. Man spricht dabei in vielen Fällen von »ELF«, von »Extreme Low Frequency«, einer extrem schwachen, aber für den menschlichen Organismus dennoch belastenden Frequenz.

Menschen, die lange Zeit vor Computern arbeiten, ermüden bekanntlich schneller und haben ein geschwächtes Immunsystem. Die Ursache für Kopfschmerzen und Schlafstörungen ist oft bei elektrischen Problemen im Haushalt oder den zuvor erwähnten Erdstrahlen und Wasseradern zu suchen. Heiler und Patienten berichten zunehmend davon, dass Zysten, Myome und andere Wucherungen sowie chronische Beschwerden mit Strahlenbelastungen zusammenhängen und häufig eine nachhaltige Besserung erst dann eintritt, wenn diese Strahlenbelastung ausgeschaltet wird.

Testen Sie selbst

Sie können das teilweise selbst testen, wie es schon im Kapitel über das Wohnen beschrieben wurde: Nehmen Sie ein kleines Transistorradio, schalten Sie es an und stellen Sie die Senderwahl so ein, dass Sie nur ein Rauschen hören. Gehen Sie mit dem Transistorradio nahe an ein Ladegerät, das Computerspiel Ihres Kindes, den eingeschalteten Bildschirm eines Computers oder Fernsehers. Sie werden feststellen: Das Rauschen wird teilweise lauter. Mit einem richtigen Frequenzmessgerät werden Messungen natürlich genauer. Selbst alte, schadhafte Elektroleitungen können noch durch den Putz abstrahlen und gemessen werden!

Bei Dr. Dietrich Klinghardt hatte ich ein interessantes Handmessgerät zur Erfassung der Strahlung in Tesla oder Milligauß kennen gelernt. Bei uns im deutschsprachigen Raum wurde ich fündig über das Internet: Das Gerät heißt »Elektrosmog-Messgerät 823 EMF« (verschiedene Anbieter). Es gibt mehrere Hersteller, die ähnliche Geräte produzieren.
Es ist natürlich nicht sinnvoll, wegen Erd-, Wasser- und elektromagnetischer Strahlen in Panik zu verfallen. Leider werden von skrupellosen Geschäftemachern und medizinischen Scharlatanen immer wieder völlig sinn- und wertlose angebliche »Entstörungsgeräte« und »Abschirmmethoden« vollmundig angepriesen und teuer verkauft. Aber andererseits sollte man die oft schädlichen Folgen von Strahlenbelastungen auch nicht verharmlosen oder als »Spinnerei« abtun. Etwa ein Drittel aller Patienten sind dadurch belastet, und bei zirka drei Viertel aller chronischen Krankheiten spielen Strahlenbelastungen eine Rolle! Viele Therapeuten, Heilpraktiker und Naturheilärzte sind sich einig: Wer sich schon länger mit Unwohlsein, Abgespanntheit oder einem chronischen Gesundheitsproblem herumquält, sollte auch eine vielleicht vorhandene negative Strahlenwirkung mit in Betracht ziehen.

Wasser-, Erd- und elektromagnetische Strahlungen – Problemsituation heute und in Zukunft

Manche Wasser- und Erdstrahlen sind anregend, andere wiederum kräftezehrend. Kreuzungen solcher Strahlen- oder Aderverläufe sind meist hoch geopathisch, also absolut krank machend. Es ist ja z. B. bekannt, dass sich aus »unerklärlichen« Gründen selbst an manchen geraden und sehr übersichtlichen Straßen Unfälle häufen. Bislang wurde in solchen Fällen noch immer eine geopathische Störzone als Auslöser dingfest gemacht!

Elektromagnetische Strahlen und Felder sind übrigens stets kräftezehrend.

Es wird Wasseradern, Erdstrahlen und Linienkreuzungen auch in Zukunft geben. Und vermutlich wird der Trend zu immer mehr elektronischen Gerätschaften nicht abflachen, sondern eher noch zunehmen. Wir sollten uns entsprechend darauf einstellen – indem wir ihren Gebrauch auf das notwendige Minimum beschränken und bei der Produktauswahl darauf achten, nur solche Geräte zu kaufen, welche uns der geringstmöglichen Strahlenbelastung aussetzen.

Es gibt aber auch gute Nachrichten: Das Verwaltungsgericht Lüneburg hat 1992 einen vorläufigen Baustopp für einen 76 Meter hohen Funkturm für Mobilfunk und Richtfunkverbindungen im Lüneburger Stadtgebiet angeordnet. Die Richter stellten fest, dass nicht mit hinreichender Sicherheit ausgeschlossen werden könne, dass von dem betriebsfertigen Funkturm durch die Energieabstrahlungen Gesundheitsgefährdungen ausgehen würden. Allerdings: Die Mobilfunkfirmen streben ein flächendeckendes Netz von rund fünftausend und mehr derartiger Funktürme in ganz Deutschland an. Der Baustopp wurde wieder aufgehoben. Doch Anfang Juni 2003 hat auch das Verwaltungsgericht Düsseldorf den Bau eines Mobilfunkturms verboten (www.buergerwelle.de). Zum Thema Mobilfunk und Handys sowie schnurlose Telefone mehr in einem gesonderten Abschnitt weiter unten.

Typische Krankheitswirkungen – körperliche Symptome

Geopathische und elektromagnetische Strahlen und Felder können das Immunsystem schwächen, zu Kopfschmerzen führen, ebenso wie zur Tumorbildung, Übelkeit, zu Gliederschmerzen, geistiger Abwesenheit, Schlaflosigkeit, entzündlichen Reaktionen der Lymphe und rheumatischen Beschwerden.
Weitere mögliche Beschwerden: Tinnitus (Ohrensausen), Schwerhörigkeit, Symptome des Pfeiffer'schen Drüsenfiebers usf.

Heilvorschläge

Falls Sie die Ursache wirklich nicht beseitigen (siehe die Vorschläge unten) und auch nicht umziehen bzw. den Schlaf- oder Arbeitsplatz umstellen können, sollten Sie auf jeden Fall täglich ein Bad nehmen, in welches Sie 1 EL Meersalz und 1 EL Obstessig rechtsherum einrühren.
Bei allen Strahlenbelastungen kommen infrage: homöopathisches Calcium carbonicum ab D6, C30 und höher und/ oder homöopathisches Silicea ab D12 aufwärts; Dosierung und Potenz des Mittels sollten Sie mit Ihrem Behandler bzw. Homöopathen besprechen.
Bei elektromagnetischen Strahlenbelastungen kommt nach neuen Praxiserfahrungen zusätzlich homöopathisches Lau-

rus nobilis infrage, Potenzierung: D6 und höher. Die Dosierung sollten Sie individuell bestimmen lassen.

Wie Sie vorbeugen können

Wo sich Ameisen tummeln, Wespennester hängen oder sich Katzen hinlegen, existieren Störzonen, die für unsere Gesundheit nicht förderlich sind. Also sollten wir uns dort auch nicht aufhalten. Meiden Sie Orte, an denen kräftezehrende oder zu stark energetisierende Strahlen herrschen. Starke Kraftorte sind nur zum vorübergehenden Aufenthalt geeignet, z.B. zur Meditation oder zum Gebet.
Schutz vor Strahlungen ist aber möglich. Experten raten zu einer oder mehreren der folgenden Maßnahmen, die Sie teils selbst durchführen können, bei denen Sie teilweise Experten zuziehen müssten:

- Erden Sie Ihre Heizung, einschließlich einer eventuell vorhandenen Fußbodenheizung! Die Erdung kann ein erfahrener Bio-Elektriker oder ein Baubiologe bzw. Rutengänger mittels eines Kupferdrahts vornehmen.
- Achten Sie darauf, ob die Elektrostecker richtig herum stecken – die Polung ist nicht egal! Gute (Bio)-Elektriker wissen das. Mit einem so genannten Phasenprüfer kann man das auch nachmessen (lassen).
- Sitzen Sie nicht näher als die fünffache Höhe des Bildschirms vor dem Fernseher – und denken Sie für Ihre Kinder mit, auch wenn diese vor Computerspielen sitzen!
- Vergewissern Sie sich, ob Ihr Computerbildschirm strahlungsarm ist, und investieren Sie gegebenenfalls in einen neuen, unbedenklicheren Bildschirm.
- Stecken Sie über Nacht *alle* nicht notwendigen elektrischen Geräte aus! Fernseher und andere Apparate, die

scheinbar »aus« sind, in Wirklichkeit aber auf »Bereitschaft« stehen, strahlen immer noch!

- Notfalls drehen Sie eine oder mehrere Sicherungen heraus oder lassen sich von einem Elektrofachmann einen generellen »Netz-aus-Schalter« einbauen. Mehr darüber erfahren Sie beim Elektriker oder dem Institut für Baubiologie und Ökologie (siehe Anhang).
- Probieren Sie aus, ob eine Umstellung von Bett bzw. Arbeitstisch mehr Entspannung und innere und äußere Ruhe bringt.
- Legen Sie eventuell echte Korkplatten unter die Matratze; manchmal helfen auch Bienenwachsplatten oder Seidentücher. Achtung: Bestimmte »Strahlenschutz«-Decken laden sich häufig auch dann auf, wenn sie geerdet sind!
- Auch Grünpflanzen »entspannen« Strahlungszonen.
- Wenn Sie in der Nähe von strahlenden festen Installationen wohnen (Sender, Hochspannungsmasten etc.), dann sollten Sie überlegen, ob Sie sich wohler fühlen würden, wenn Sie auf längere Frist an einen weniger belasteten Platz umziehen können.
- Lassen Sie einen erfahrenen Wünschelrutengänger kommen, der Ihre Aufenthaltsorte nicht nur auf Wasser- und Erdstrahlen hin überprüft, sondern auch auf elektromagnetische Strahlung, und der seriöse Vorschläge zur Entstörung und Verhinderung der speziellen Strahlungsprobleme in Ihrem Haus bzw. an Ihrem Arbeitsplatz machen kann.

Radioaktivität

Problemsituation heute und zukünftige Entwicklung

Es gibt natürliche Radioaktivität und von Menschen der Natur abgepresste Radioaktivität. Die natürliche Radioaktivität ist z.B. auf Bergen höher als im Flachland. Jeder Fernflug setzt uns höherer radioaktiver Strahlung als normal aus. Das Hauptproblem sind indes die radioaktiven Verstrahlungen (wissenschaftlich genauer: die ionisierenden Strahlen), die infolge von Atomwaffenversuchen, sowie jene, die durch Unfälle in Atomkraftwerken freigesetzt werden und wurden. Unter Umständen können auch bestimmte Baumaterialien zu einem Problem werden, die Gammastrahlen (z.B. Radium 226) bzw. radioaktive Gase (z.B. Radon) freisetzen.
Es ist bislang noch ungeklärt, ob die Zunahme der Tumorrate auf radioaktive Strahlung oder chemische Umweltverschmutzung zurückzuführen ist. Der internationale Erkenntnisstand ist indes, dass auch kleine Strahlendosen ein Risiko bergen, das heute höher eingeschätzt wird als früher.
Mehr als ein Viertel aller Todesfälle in Deutschland sind derzeit den verschiedenen Krebsarten zuzuschreiben. Ein grundlegendes Verständnis des Entstehens und der Entwicklung von Krebserkrankungen ist in der Wissenschaft jedoch bisher noch nicht vorhanden. Fest steht lediglich, dass es sich um einen mehrstufigen Prozess handelt, der seinen Ursprung in der Veränderung oder Schädigung der genetischen Information in der Zelle hat. In der Folge wandeln sich normale Körperzellen in bösartige (maligne) Zellen um, was ein über mehrere Jahre andauernder Vorgang sein kann. Man unterscheidet bei der Krebsentstehung und -entwicklung grob drei Phasen: Initiation, also die beständige Veränderung von Zellen, Promotion, einen Prozess, der die Entstehung eines Tumors verstärkt bzw. beschleunigt,

schließlich Progression, das ist die Umwandlung gutartiger Tumoren in bösartig wuchernde Tumoren, ungehemmtes Zellwachstum und Metastasenbildung.
Krankheitserregende Ursachen (Noxen) können z. B. einzelne chemische Stoffe, radioaktive, ionisierende Strahlung (wie auch UV- oder Röntgenstrahlung) sowie Viren oder auch ein Zusammenwirken von chemischen und physikalischen Faktoren sein. Während ionisierende Strahlung eindeutig als Krebs erregend erkannt ist, ist der Einfluss von hochfrequenten Funkwellen noch umstritten. Etwas klarer sind die Verhältnisse bei niederfrequenten Magnetfeldern, bei denen ein schwacher Zusammenhang besonders zu Leukämie von Kindern gefunden wurde (www.ralf-woelfle.de/elektrosmog, 4/2004).
Die Chancen, dass mehr Vernunft bei der »Nutzung« der Atomkraft einzieht, stehen nicht schlecht. Allerdings werden diese Chancen gefährdet durch das Potenzial von Möchtegernmächten, die unbedingt hinter Atomwaffen her sind, und dem allmählichen Zerfall unsicher gebauter Atomkraftwerke weltweit. So löste z. B. die Nachricht von Nordkoreas Atombombe im Februar 2005 große Besorgnis aus, vermutete man doch gleich, dass den Worten auch Taten, sprich Atomtests folgen würden.

Typische Krankheitswirkungen – körperliche Symptome

Kopfschmerzen, Schwindel, Ohrensausen bzw. Ohrengeräusche, Lymphschwellungen, Gereiztheit, Galleattacken, Zyklusstörungen, Hitzegefühl im Kopf und Schilddrüsenüberfunktion gehören zu den häufigsten Beschwerden bei schwacher radioaktiver Strahlung.
Die Auswirkungen hochgradiger radioaktiver Verseuchung

und Verbrennung wie bei Atomunfällen sind vielfältig und müssen von erfahrenen Ärzten diagnostiziert und behandelt werden.

Heilvorschläge

Als wichtiges Mittel bei Strahlenschäden kommt homöopathisches Calcium carbonicum D6 oder C30 und höher, nach Maßgabe des Homöopathen bzw. Heilpraktikers, zum Einsatz.
Fühlt sich der Patient am Anfang so, als ob er Fieber bekommt und ein gerötetes Gesicht hat, so ist unter Umständen Belladonna ab D6 oder C30 angebracht.
Falls Sie merken, dass Ihre Schilddrüse zu aktiv ist, Sie also übernervös sind, kann Jodum ab den Potenzen D30 oder C30 helfen.
Wenn man durch Austesten feststellt, dass wirklich Radioaktivität die Ursache ist, gibt man homöopathisches Radium bromatum ab D30 oder X-Ray ab D30. Falls dies in Deutschland nicht erhältlich sein sollte, so kann man sie z.B. in der Schweiz (Chrüter-Drogerie Schaffhausen, siehe Anhang), in England (Firma Nelson in London), bei Schmid-Nagel in Genf oder in Frankreich erhalten.
Eventuell kommt auch Aurum metallicum ab C30 infrage. Das wird Ihr(e) homöopathische(r) Behandler(in) repertorisieren, also bestimmen können.
Als einfaches pflanzliches Mittel hat sich das Nachtkerzenöl bewährt. Es treten durch seinen Einsatz weniger Zysten und geschwollene Lymphknoten auf.

Wie Sie vorbeugen können

Lassen Sie nur im wirklichen Notfall Röntgenaufnahmen machen. Essen Sie keine radioaktiv bestrahlte Nahrung. Überlegen Sie sich, falls Sie Vielflieger sind, ob Sie nicht auch mit der Bahn fahren können.
Sitzen Sie nicht zu dicht vor dem Fernseher oder Computer. Stecken Sie nachts nicht nur aus, sondern drehen Sie die Bildschirme auch vom Schlafplatz weg, denn sie strahlen nach.
Lassen Sie uns gemeinsam darauf hinwirken, dass die von Menschen erzeugte Radioaktivität eingeschränkt wird; d. h., dass keine neuen Atomkraftwerke gebaut und keine Atomwaffen mehr hergestellt und getestet werden.

Schnurlose Telefone und Handys

In dem Buch *Machen Handys und ihre Sender krank?* von Mara Marken (siehe Literaturverzeichnis) wird Prof. Dr. Heyo Eckel von der Bundesärztekammer auf Seite 1 wie folgt zitiert:

> »Es gibt gewichtige Hinweise für Schäden durch Mobilfunkstrahlung. Ich halte es für sorglos, wenn man an den bestehenden Grenzwerten festhält. Die Behörden werden von uns dringend aufgefordert, sich mit den wissenschaftlichen Ergebnissen, und es handelt sich um seriöse Forschungen, das sei hier betont, auseinander zu setzen.«

Handys und mobile Telefone sind allerorten. In manchen Ländern haben mehr Menschen ein Handy als ein Festnetztelefon, Tendenz steigend. Beim Handy und beim schnurlosen Telefon gibt es zwei Aspekte in der heutigen Problemsituation.

Einerseits warnen inzwischen wirklich sehr viele Fachleute aus Medizin, Biologie und Strahlenschutz davor, dass die geltenden Grenzwerte viel zu hoch angesetzt sind und eine Schädigung keineswegs auszuschließen ist. Dabei wäre ein Betrieb mit deutlich weniger Funkleistung genauso möglich. Zudem könnten Handys besser abgeschirmt und sollten in Autos mit einer Außenantenne betrieben werden.

Andererseits ist die elektromagnetische Strahlenbelastung heute durch alle möglichen elektrischen und elektronischen Geräte schon derartig hoch, dass der unkontrollierte Handygebrauch für die Gesundheit jenen Tropfen bedeuten kann, der das gesamte sprichwörtliche Fass zum Überlaufen bringt. Die Menschen »sind einer millionenfach stärkeren Belastung durch elektromagnetische Felder ausgesetzt als noch vor hundert Jahren. Das ist umso folgenreicher, weil es sich in der Regel um chronische Einwirkung handelt.« So lautet eine Aussage des Arztes Dr. med. Cornelissen; und Prof. Dr. Hyland von der University of Warwick legte dem Europäischen Parlament 2001 eine Studie vor, in der es unter anderem heißt (zitiert nach Marken, Seite 103):

> »Gegenwärtig ist der vom Mensch verursachte ›Elektrosmog‹ eine wesentliche Bedrohung für die öffentliche Gesundheit. Die Strahlung ist insofern heimtückisch, als sie sich der Erkennbarkeit unserer Sinne entzieht – ein Umstand, der eine eher sorglose Herangehensweise in Bezug auf den eigenen Schutz fördert. Man darf vermutlich mit Fug und Recht sagen, dass – träfe ein neues

Medikament oder Lebensmittel auf denselben Mangel an Konsens und gleich starke Bedenken – es niemals zugelassen würde.«

In einem Satz: Da die Beeinträchtigung der Gesundheit durch Handys von zahlreichen Experten als gegeben beschrieben wird und da wir ohnehin unter einer hohen elektromagnetischen Strahlung leiden, sollte der persönliche Handygebrauch sehr selten und nur kurz sein; und man sollte, wenn irgend möglich, nicht in der Nähe von Funkmasten arbeiten, wohnen, schlafen oder sich sonst längere Zeit dort aufhalten.

Zukünftige Entwicklung

Es wird befürchtet, dass die Belastungen durch Strahlungen aller Art schlimmer werden. Auch dass die Anzahl der Handys und mobilen Telefone steigt. Dadurch nimmt man eine nicht unerhebliche Belastung der Gesundheit in Kauf, auch wenn die Geräte immer besser abgeschirmt werden.
Die Zahl der Funkmasten wird eher noch zunehmen; das stellt für unmittelbare Anlieger eine Dauerbelastung dar, die unter Umständen zu chronischen Beschwerden führen kann.

Typische Krankheitswirkungen – körperliche Symptome

Wie bei den übrigen Belastungen durch elektromagnetische Strahlen und Felder wurden bisher u. a. beobachtet: Schwächung des Immunsystems, Kopfschmerzen, Übelkeit, Gliederschmerzen, geistige Abwesenheit, Schlaflosigkeit oder

entzündliche Reaktionen der Lymphe; außerdem Veränderungen der Hirntätigkeit, beschleunigtes Krebswachstum und ein erhöhtes Krebsrisiko; Konzentrations-, Gedächtnis- und Motorikstörungen, verminderte Lernfähigkeit; Fruchtbarkeitsstörungen, Blutbildveränderungen, Störungen an der Zellmembran usf. (vgl. Marken, Seite 89 ff.).
Bei Menschen, die beruflich viel mit Mobiltelefonen zu tun haben, sind auch grauer Star und Augenkrebs verstärkt aufgetreten; es wurden Erbgutschäden sowie weitere Gesundheitsprobleme festgestellt.
Landwirte, die Funkmasten auf ihrem Hof haben aufstellen lassen oder in unmittelbarer Nähe von solchen Sendern ihren Bauernhof bewirtschaften, haben zum Teil extreme Folgen für ihr Vieh miterleben müssen. Dazu zählen Missbildungen bei der Geburt, vermehrte Totgeburten, Futterstörungen, Nachlassen oder völliger Mangel der Fruchtbarkeit etc.
Eine russische Studie (Grigoriew, J. G., Staatliches wissenschaftliches Zentrum, Institut für Biophysik MSREf, Moskau) mit Hühnerembryonen untersuchte den Einfluss eines Handys auf die Sterblichkeit von Hühnerembryonen. Das Fazit: Die erhaltenen Resultate erlauben die Schlussfolgerung, dass die stoßweise Einwirkung eines elektromagnetischen Feldes von 900/1800 Megahertz eines Handys im Verlauf der Inkubierung von Hühnereiern ungünstig auf die Entwicklung der Embryonen wirkt und sogar deren Tod zur Folge haben kann.
In einer Arbeit der Universität Lund, Schweden, wurden Ratten zwei Stunden mit GSM-Mobiltelefonen (900 Megahertz) bestrahlt, und das Gehirn wurde nach fünfzig Tagen auf Schäden untersucht. Es zeigten sich signifikant mehr »dunkle Neuronen«, das sind geschädigte Nervenzellen.
In der Praxis konnte bei Laboruntersuchungen am Blut (Dunkelfeld-Vitalblut-Mikroskopie) ein Phänomen festgestellt werden. Es wird in den Fachkreisen als »Geldrollen-

phänomen« bezeichnet. Es scheint so, dass bei Einwirkung von Mobilfunkstrahlen die Blutkörperchen verkleben, verklumpen und sich zusammenrollen wie Geldrollen. Dies ist bereits nach einem 90-Sekunden-Telefonat mit einem tragbaren Telefon sichtbar. Es wirkt sich besonders auf die Gedächtnisleistung aus sowie auf den Schlaf-wach-Rhythmus, der Blutdruck wird verändert, ebenso die Herzfrequenz. Bei Männern kann eine Verminderung der Zahl der schnellen Spermien und Vermehrung der langsamen eintreten (www.buergerwelle.de).

Professor Salford aus Lund zeigte, dass die Blut-Hirn-Schranke, die das Gehirn vor Giftstoffen und auch körpereigenen Eiweißen schützt, selbst noch beim 20 000fachen unter der Leistung eines Handys (Mobilfunk) versagt. Es können alzheimerähnliche Symptome und das Geldrollenphänomen der roten Blutkörperchen auftreten (www.borg-aussee.asn-graz.ac.at, Bericht Starmail vom 13. Oktober 2004).

Die Autoren der Studie:

> »Die intensive Nutzung von Mobiltelefonen durch junge Menschen ist eine ernste Überlegung. Ein Nervenschaden in der hier beschriebenen Art muss nicht unmittelbar sichtliche Folgen haben. Jedoch kann es auf lange Sicht gesehen zu einer verminderten Reservekapazität des Gehirns führen, die durch spätere Nervenerkrankungen oder sogar als Alterung (wear and tear of aging) enthüllt wird. Wir können nicht ausschließen, dass nach einigen Jahrzehnten der oftmaligen täglichen Nutzung eine ganze Generation von Nutzern negative Folgen erleidet.«

Im November 2001 fand der Wiener Arzt Dr. Wolfgang Köstler (www.elektrosmog.com):

> »Der Mobilfunk ist in einem Bereich impulsgetaktet, der als mechanischer Resonanzbereich der Blutgefäßwände gilt. Mir ist ein Fall eines Patienten (Geschäftsmann in der Elektronikbranche)

bekannt, der täglich über viele Stunden mit seinem GSM-Handy beruflich telefonierte und, obwohl noch sehr jung an Jahren, plötzlich die Zeichen eines Schlaganfalles mit Halbseitenläsion zeigte. Er wurde auf eine neurologische Spezialstation eingeliefert, wo man aber kein Substrat für diesen Schlaganfall im Sinn eines Gefäßverschlusses oder einer Blutung – weder im Computertomographen noch in der Magnetresonanz (MRI) des Gehirns – finden konnte. Erst nach Wochen bildeten sich die Symptome langsam wieder zurück. Der Betroffene konnte für sich selbst den Zusammenhang zwischen einem stundenlangen Telefonieren mit seinem Handy und dem Schlaganfall herstellen ... Es ist auch bekannt, dass gepulste Mikrowellen zu einem Anstieg des Fibrinogenspiegels im Blut führen, was zu einer erhöhten Gerinnungsneigung des Blutes führt.«

Aus eigener Erfahrung kann ich berichten, dass, wenn ich längere Zeit mit einem Mobilfunkgerät telefonieren musste, am Abend auf der linken Ohrseite Schmerzen auftraten wie bei einer Entzündung.

Gefühlsmäßige und geistige Entsprechungen

Das Bedürfnis, ein Handy oder ein mobiles Telefon zu besitzen und es zu benutzen, mag am Anfang für viele einfach nur schick oder lässig gewirkt haben. Man hatte vielleicht das Gefühl, seiner Zeit etwas voraus zu sein.
Selbstverständlich sind Handys für viele Menschen sehr praktisch: für den Arzt, die Schwester, den Feuerwehrmann oder die Hebamme, die in Bereitschaft sind. Die Hauptgründe für die immer weiter um sich greifende Verwendung von Handys sind meiner Meinung nach jedoch andere. Im Geschäftsleben »verlangen« Globalisierung, Vernetzung, Wirtschaftlichkeit, Konkurrenzdenken, Kontrolle und ande-

re Gründe danach, immer mehr überall und zu jeder Zeit erreichbar zu sein. Dahinter steckt ein Stück Unmenschlichkeit, nämlich der Verlust des natürlichen Lebens- und Arbeitsrhythmus sowie der Mangel, darin überhaupt ein Problem zu sehen.
Im Privatleben ersetzt das Handy und noch mehr vielleicht eine SMS das direkte Gespräch. Statt sich persönlich zu treffen, spazieren zu gehen oder eine Tasse Tee zu trinken und sich dabei gepflegt zu unterhalten, sich auszutauschen und so besser gegenseitig zu verstehen, wird die zwischenmenschliche Kommunikation vielfach auf Funktionalität und oberflächliche Sprachhülsen minimiert.

Heilvorschläge

Zur Heilung gibt es hier keine direkten Vorschläge, aber Sie können durch folgende Maßnahmen zur Linderung der Strahlenschäden beitragen:

- Nehmen Sie abends ein Vollbad mit 2 EL Salz zum »Entladen«.
- Verwenden Sie Nachtkerzenöl-Kapseln.
- Tragen Sie möglichst keine Schuhe mit Plastiksohlen.
- Achten Sie auf Baumwollkleidung, denn sie lädt sich nicht auf.
- Gehen Sie viel im Wald spazieren und tanken Sie ausreichend Sauerstoff.

Wie Sie vorbeugen können

Am besten wäre es natürlich für die Gesundheit, gar kein tragbares Telefon oder Handy zu benutzen. Man sollte den Handygebrauch jedoch zumindest auf Notfälle beschränken, die Gesprächsdauer so kurz wie möglich halten und im Auto einen Anschluss mit Außenantenne installieren lassen.
Man sollte das Gerät abwechselnd ans linke und ans rechte Ohr halten.
Andere Maßnahmen sind das gesellschaftspolitische Engagement für Handys, die wesentlich niedrigere Strahlungswerte aufweisen, für die Herabsetzung der Funkleistung, für die Ausdünnung des Netzes der Sendemasten und noch überlegtere Aufstellung u. dgl.
Wer sich umfassender über dieses Thema informieren möchte, kann sich z. B. das Buch *Machen Handys und ihre Sender krank?* von Mara Marken besorgen (siehe Literaturverzeichnis). Die Autorin nimmt darin aufgrund sorgfältiger und umfassender Recherchen u. a. zu folgenden Themen Stellung:

- Eine komplizierte Technik wird leicht verständlich erklärt.
- Erfahrungsberichte über Auswirkungen von Mobilfunkstrahlung.
- Was sind Grenzwerte und schützen sie überhaupt?
- Untersuchungen zur Frage »Machen Handys und ihre Sender krank?«.
- Mögliche Gesundheitsschäden bei Mensch und Tier.
- Schutz durch politische Arbeit, rechtliche Schritte und Abschirmung.
- In diesem Buch finden Sie auch Adressen von Selbsthilfeorganisationen.

Lärm, das verharmloste Übel

Problemsituation heute

Am Arbeitsplatz, durch Auto- und Flugzeugverkehr, zu Hause, in Gaststätten, Restaurants, in der Disko – überall sind wir mehr oder weniger großem Lärm ausgesetzt. Etwa 60 Prozent der Bevölkerung fühlen sich heute vom Straßenverkehrslärm belästigt, 20 Prozent davon sogar sehr stark. Das sind in Deutschland allein immerhin etwa dreizehn Millionen Menschen! Versuche, den Lärm zu »überhören«, sind nur oberflächlich betrachtet erfolgreich. In Wirklichkeit stellen sich durch Lärm gravierende Gesundheitsschäden ein.
Die Lautstärke von Geräuschpegeln wird in dB (A) (= Dezibel) gemessen (der Zusatz A steht für die subjektive Geräuschempfindung durch das menschliche Gehör, die sich von der rein physikalischen Messgröße Dezibel unterscheidet). Schlafstörungen treten ab etwa 35 dB (A) auf, Störungen bei geistiger Arbeit etwa ab 55 dB (A), Lärmschwerhörigkeit etwa ab 70 dB (A). Verkehrslärm hat eine Lautstärke von etwa 70 bis 90 dB (A); rund 15 Prozent der gewerblich Beschäftigten arbeiten unter einer Belastung von 85 dB (A) und mehr. Wir sprechen ungefähr mit 50 bis 70 dB (A).

Zukünftige Entwicklung

Da die Überbevölkerung und die Technisierung sehr wahrscheinlich zunehmen, da wir uns mit immer mehr elektronischen Geräten umgeben, werden die Lärmbelastungen vermutlich eher noch weiter zu- als abnehmen.
Allerdings ist das Problem erkannt. »Schluss mit laut!«, heißt es beispielsweise auf einer Website (www.umweltfibel.de/lexikon/l/lex_l_laermschutzverordnung.htm), auf der Sie sich über die neue EG-Lärmschutzverordnung informieren können.

Typische Krankheitswirkungen – körperliche Symptome

Lärm macht krank. Am häufigsten passiert, dass wir uns an einen eigentlich gesundheitsschädlichen Lärmpegel scheinbar gewöhnen. Damit geben wir dem Lärm die Chance, unsere Gesundheit schleichend zu unterminieren. Gehörschäden und Herz-Kreislauf-Krankheiten bis hin zum Infarkt können die Folge sein. Und: Wir werden allgemein anfälliger in unserer Gesundheit.
Chinesische Wissenschaftler bezeichnen Lärm als drittgrößten Faktor für erhöhten Blutdruck. Schon eine Studie des Bundesgesundheitsamtes, das 1994 aufgelöst wurde, gab an, dass 2 Prozent aller Herzinfarkte auf das Konto von Verkehrslärm gehen. Ältere Menschen sind in ihrer Gesundheit allgemein mehr gefährdet durch Lärm als jüngere, Männer mehr als Frauen. Der Stressfaktor Lärm wirkt über das Hormonsystem auf Blutdruck und Blutfette.
Allerdings ist die Beachtung der individuellen Lärmempfindlichkeit wichtiger als die Zugehörigkeit zu dieser oder

jener Gruppe. Eine echte Quantifizierung von Lärmrisiken ist nicht möglich.
Neben der Schwerhörigkeit und Herz-Kreislauf-Erkrankungen können aber auch geistige und gefühlsmäßige Abstumpfung, Konzentrationsschwäche, gereizte Reaktionen in schwierigen Situationen oder auf schwierige Menschen die Folge übermäßiger Lärmbelästigung sein.
Und wer Krach als solchen nicht (mehr) wahrnimmt, ist bereits zum Opfer geworden.

Gefühlsmäßige und geistige Entsprechungen

Lärm ist Ausdruck eines verkrampften, unnatürlichen Drangs, Leben spürbaren Ausdruck zu verleihen. Doch nicht alles, was »laut« ist, muss unangenehmer bzw. gesundheitsschädlicher Lärm sein. Es gibt – individuell unterschiedlich empfunden – »negative« laute Geräusche und »positive«. Der Jubelschrei bei einem Tor im Fußballstadion ist ja für die Fans kein Lärm im schlechten Sinne des Wortes, sondern Ausdruck von Freude. Der hochfrisierte Motor ohne Schallschutz am Auspuff hingegen wird für andere als den Fahrzeugbesitzer aber in der Regel wohl eindeutig als unnötig und nervig empfunden. Das Finale einer großen Symphonie, die wir im Orchestersaal hören, empfinden wir nicht als Krach. Das unnötig laute Gekreische einer Fertigungsmaschine in der Fabrik aber sehr wohl.
Lärm, der stört oder gar zerstört – Kriegsgeschrei, eine Bombenexplosion, Raketengeheul – ist gesundheitsschädlich und entspricht einer sehr niedrigen Bewusstseinsstufe. Klänge, die harmonisieren oder gar heilen – auch wenn sie einmal »laut« sein sollten –, sind wohltuend und entsprechen einer hohen Bewusstseinsentwicklung.
Meditierende haben inzwischen herausgefunden, dass der

innere Klang oder der innere Tonstrom, den man in der Ton-Meditation hören kann, als einer der wohltuendsten und heilsamsten Klänge gilt.

Heil- und Vorbeugemaßnahmen

Eine wirkliche Hilfe besteht auf Dauer nur darin, Lärm zu vermeiden bzw. ihm zu entgehen. Spaziergänge und Urlaub in möglichst natürlicher Ruhe, fernab vom Gedränge und Lärm der Zivilisation, könnte man als eine Art »Lärmkur« bezeichnen.
Wir wollen hier beispielhaft aufzählen, was sich praktisch tun lässt, um die Lärmdisposition und ihre negativen Folgen zu vermeiden:

- Schutz am Arbeitsplatz: Prüfen Sie, ob die Lärmschutzverordnung eingehalten wird. Tragen Sie bei ständiger Lärmbelästigung unbedingt einen passiven Hörschutz. Es gibt große Kapseln oder kleinere Ohrstecker – und natürlich Ohropax. Eventuell gemeinsam mit den Kollegen sollten Sie darüber nachdenken, inwieweit der Arbeitsplatz leiser werden könnte – durch den Einsatz von Abdeckhauben oder Schallschutzwänden etc. Wenn alles nichts hilft, sollten Sie einen Arbeitsplatzwechsel anstreben.
- Schutz am Wohnort: Bei unerträglichem Verkehrslärm können Sie prüfen, möglicherweise zusammen mit politisch engagierten Mitstreitern, ob Geschwindigkeitsbegrenzungen oder Schallschutzmaßnahmen sinnvoll wären, und diese bei Parteien und im Stadtrat beantragen. Lassen Sie gegebenenfalls Lärmschutzfenster einbauen. Wenn Sie dauerhaft durch unnötigen Lärm von Nachbarn gestört werden, können Sie sich dagegen wehren.

Wenn man Musik lauter hören möchte, sollte man Kopfhörer verwenden, um andere nicht zu stören. Dass Kinder übrigens nicht nur in Totenstille spielen, sondern auch schon mal lauter werden, ist normal. Dies fällt im Regelfall nicht unter den Lärm, gegen den man sich schützen müsste – es ist der Klang des Lebens!

- Eine vorbeugende Schutzwirkung besitzt Magnesium, etwa in Form der Schüßlersalze. Lärmstress verändert nämlich den Magnesiumstoffwechsel, verengt die Mikrogefäße und steigert den Blutdruck. Zusätzliche Gaben von Magnesium können diesem Effekt offenbar entgegenwirken. Studien aus den USA, Deutschland und Israel legen das nahe. Dies geht am besten über eine magnesiumreiche Nahrung, also Hülsenfrüchte, speziell Linsen, sowie über das Schüßlermittel Magnesium phosphoricum (lassen Sie sich bei der Dosierung von Ihrem Behandler beraten).
- Ebenso ist eine ausreichende Zinkzufuhr erforderlich.

Zwiespältige Medikamente und Amalgam

Unheimliche Krankmacher und wie man sich wieder entgiften kann

Praxisbeispiel

Frau N., 46, leidet unter einer laufend wiederkehrenden Reizung der Magenschleimhaut und unter Kreislaufbeschwerden. Bereits am Morgen ist ihr Blutdruck »ganz unten«, und zwar so sehr, dass sie sich nur im Sitzen waschen und frisieren kann. Am liebsten hätte sie jeden Morgen ein Gläschen Sekt getrunken, wie sie später sagte. In dieser Situation kam sie in die Praxis.

Die Patientin erzählt, dass sie für ihren niedrigen Blutdruck und schwachen Kreislauf vom Arzt ein bekanntes Kreislaufmittel verschrieben bekam. Erst danach hatte sich die Reizung der Magenschleimhaut bemerkbar gemacht; zudem zeigte das Kreislaufmittel nicht die erwünschte Wirkung. Die Magenbeschwerden wurden bei Einnahme des Mittels schlimmer.

Nach einer gründlichen homöopathischen Repertorisierung stellt sich heraus, dass sie ursächlich an den Folgen einer alten Vergiftung durch tierisches Eiweiß litt. In diesem Fall hatte es sich um Fisch gehandelt, aber Fleisch, Geflügel, Eier und Käse können auch zu Eiweißvergiftungen führen. Als chronische Folge dieser nicht auskurierten Eiweißvergiftung wurde ihr Kreislauf deutlich geschwächt.

Frau N. erhielt u.a. Arsenicum album C30 als homöopathisches Heilmittel und wurde an bestimmten Punkten

mit Gelb bestrahlt – beides, um die Selbstentgiftung des Körpers auf verschiedenen Ebenen anzustoßen. Nach ein paar Wochen befand sie sich wieder in einem beschwerdefreien und harmonischen Zustand.
Dies ist ein typisches Beispiel dafür, wie eine Ursache (Eiweißvergiftung) und ihre Folge (Kreislaufschwäche) bei falscher Diagnose und Behandlung (mit einem allopathischen Kreislaufmittel) nun zu einer neuen Beschwerde (Gastritis) führen können.

Problemsituation heute

Trotz Gesundheitsreformen und erhöhten Rezeptgebühren schlucken immer noch zu viele Mitmenschen eine Pille nach der anderen – gegen Kopfschmerzen und Rückenleiden, gegen Schlaflosigkeit und zur Stimmungsbesserung, wegen Bauchgrimmen oder Kreislaufschwäche. Das Wort von den »bitteren Pillen« hat inzwischen Tradition. Komplexe synthetische, allopathische Mittel werden auf den Markt geworfen und konsumiert, scheinbar nach dem Motto »Gesundheit ist machbar, du musst nur die richtige Pille schlucken«. Das ist einfach, enthebt den Menschen jedoch seiner Eigenverantwortung, wird getragen vom blinden Glauben an die Allmacht von Wissenschaft und Industrie und bringt den Pharma-Riesen Milliardengewinne, mit Steuergeldern bezahlten Universitätsforschern Ansehen und einem zu Unrecht als Elite betrachteten Stand von Verschreibungsärzten ein gutes Auskommen. Unterdessen werden alle möglichen Versuche unternommen, jahrhundertealte Naturheilmittel zu verbieten. Das ist auch eine Realität in unserer schönen, modernen Welt.

Bekannt sind beispielsweise die Schwierigkeiten, die vertrauten Naturheilmittel zu bekommen. Das frühere Bundesgesundheitsamt, das 1994 aufgelöst wurde und in das Bundesinstitut für Arzneimittel und Medizinprodukte (BfArM) u. a. umgewandelt wurde, hatte durch diverse Verordnungen für den normalen Bürger einige fragwürdige Entscheidungen getroffen, u. a., ob Huflattich nicht doch gesundheitsschädlich sei oder dass pflanzliche Mittel eben einer langen Prüfungszeit bedürfen, der sich ein mittelgroßes oder kleineres Arzneimittelunternehmen unterziehen muss. Dies kostet den Hersteller Hunderttausende von Euro, die aber vielfach nicht vorhanden waren. Und so mussten notgedrungen viele kleinere Unternehmen schließen.

Bedenklich ist auch die großzügige Verschreibungspraxis bei Psychopharmaka. Die Zeitschrift *Psychotherapie* berichtete im Juli 2000, dass bereits ein Fünftel der Kinder und Jugendlichen mindestens einmal unter Depressionen gelitten hat.

Psychopharmaka haben jedoch Nebenwirkungen und können abhängig machen. Dieses Phänomen kostet die Gesellschaft Milliarden. Der Kranke fühlt sich als Versager, wird Dauerpatient und bringt den Herstellern der Psychopharmaka Milliardenumsätze.

Dabei liegen die natürlichen Heilmethoden preiswert vor der Haustür: z. B. sportliche Betätigung, ein täglicher Waldlauf oder »Powerwalk« sowie pflanzliche und homöopathische Mittel. Nach einer gründlichen Entgiftung und Anamnese konnte bisher den Patienten in den meisten Fällen geholfen werden.

Nach Schätzungen der Deutschen Hauptstelle gegen Suchtgefahren (DHS) gibt es zurzeit etwa 1,5 Millionen Medikamentenabhängige in Deutschland. Wegen der hohen Dunkelziffer liegt die Zahl der Betroffenen wahrscheinlich wesentlich höher. Sie sind von 205 000 Medikamenten abhängig.

Der Medikamentenmissbrauch hat in den letzten fünfzehn

Jahren erheblich zugenommen. Verschiedene Studien haben ergeben, dass die Benzodiazepin-Abhängigkeit – Benzodiazepine sind Mittel gegen Angst- und Spannungszustände, Schlafstörungen und Depressionen – an der Spitze der Medikamentensucht steht (www.hilfe24.de, Stand Januar 2005).

Viele Menschen kennen nicht den Unterschied oder schleichenden Übergang zwischen Missbrauch und Abhängigkeit bei Medikamenten. Missbrauch liegt vor, wenn Psychopharmaka oder Schmerzmittel unter folgenden Umständen genommen werden:

- bei unpassender Gelegenheit, z.B. vorm Autofahren,
- zur Besserung des seelischen Befindens,
- als langfristige Einnahme,
- aus Gründen, welche von der eigentlichen Indikation (therapeutische Notwendigkeit eines Medikaments) abweichen, z.B. bei opiathaltigen Schmerzmitteln,
- wenn rezeptpflichtige Medikamente illegal beschafft wurden.

Missbrauch ist die Vorstufe zur Abhängigkeit. Abhängigkeit bedeutet (www.hilfe24.de):

- Der Körper passt sich an das Medikament an, braucht es, um zu funktionieren, und benötigt immer höhere Dosen.
- Psychisch: Wunsch, Gier, Verlangen, Zwang – man kann nicht mehr ohne das Mittel auskommen.
- Dann gibt es noch die so genannte Low-Dose Dependence: Dies beschreibt den Dauergebrauch von Psychopharmaka (Beruhigungs- und Schlaftabletten) oder Schmerzmitteln ohne Dosissteigerung.

Hier wäre ein weites Feld für die Gesundheitspolitiker, Vertreter der Gesundheitsämter und Standesvertreter der

Ärzteschaft, Remedur zu schaffen – gerade angesichts der überbordenden Kosten für Medikamente und das Gesundheitswesen ganz allgemein. Stattdessen werden immer wieder Heilkundige und Heilpraktiker und Patienten, welche sich lieber den verschiedenen Methoden und Mitteln der Naturheilkunde anvertrauen möchten, mit absurden Kampagnen überzogen, die jeder Mündigkeit des Bürgers Hohn sprechen. Man denke allein an die Versuche, bestimmte Naturheilmittel zu verbieten, Bach-Blüten-Mittel nur über Ärzte und Apotheken zugänglich zu machen und der unliebsamen »Konkurrenz« der etablierten Ärzteschaft, den Heilpraktikern, die Ausübung ihres Berufs mit immer neuen Schikanen zu erschweren.

Die Neben- und Wechselwirkungen von allopathischen, synthetischen Medikamenten sind keinem Menschen wirklich bekannt. Alle anderen Behauptungen sind frommer Selbstbetrug oder absichtliche Irreführung. Man lese ruhig einmal das »Kleingedruckte« auf den Beipackzetteln oder rufe sich das Buch *Bittere Pillen* in Erinnerung. Wir müssen leider davon ausgehen – so legen es nicht nur die Praxiserfahrungen von Naturheilkundigen und von Schulmedizinern nahe, mit denen ich in Kontakt stehe –, dass rund 80 Prozent der chemisch-pharmazeutischen, allopathischen, synthetischen Arzneimittel zu akuten unerfreulichen Nebenwirkungen, chronischen Belastungen des Organismus oder langwierigen Komplikationen führen. Man braucht sich also nicht zu wundern, dass viele Milliarden Euro »heimlich« an der Schulmedizin in Natur- und Selbstbehandlung vorbeifließen, wie es einst die deutsche Ausgabe der *Medical Tribune* beklagte.

Zukünftige Entwicklung

Inzwischen gibt es einige, vor allem private Versicherungen, welche die Naturheilkunde auch gleichberechtigt anerkennen und bezahlen. De facto sparen die Versicherungen ja Geld damit, dass die Versicherten die im Normalfall kostengünstigeren naturheilkundlichen Methoden und Mittel bewusst nutzen. Und Patienten, die Hilfe erst bei natürlichen Therapien und Arzneien suchen, sind gleichzeitig jene Menschen, die bewusster mit ihrer Gesundheit umgehen und besser vorbeugen – also in aller Regel auch seltener und weniger gravierend, sprich kostenintensiv, krank werden.

Die Prognose für die Zukunft hängt davon ab, ob eine Mehrheit oder zumindest eine genügend starke und öffentlichkeitswirksame Minderheit das Recht auf Selbstbehandlung, naturheilkundige Behandlung, natürliche Gesundheitspflege und -vorsorge, einschließlich des Rechts auf mündige, eigenverantwortliche Auswahl von Mitteln und Methoden sowie deren Kostenerstattung, zu verteidigen und womöglich erst zu erringen weiß oder nicht. Falls sich die Strömungen in Industrie, Teilen der Ärzteschaft, bei abhängigen Wissenschaftlern und unbewussten Politikern – womöglich unter dem Deckmantel der EU – durchsetzen, die Erfahrungsheilkunde zurückzudrängen, dann werden wir es binnen kurzer Zeit mit einer Gesellschaft zu tun haben, in der mindestens jeder zweite Mensch unter den Folgen des Medikamentengebrauchs leidet und ein Dauerpatient bleibt.

Typische Krankheitswirkungen – körperliche Symptome

Über Nebenwirkungen der einzelnen Medikamente informieren die obligaten Beipackzettel. Darüber hinaus müssen wir allgemein davon ausgehen, dass viele allopathische Arzneimittel bei längerer oder gar ständiger Einnahme oft zu einer Schwächung des Immunsystems führen können, zur Schwächung von Leber und Niere (die Fremdstoffe ja entgiften sollen), zu Allergien, Schleimhautreaktionen, Verdauungsstörungen, Kreislaufbeschwerden und Konzentrationsschwäche.

Gefühlsmäßige und geistige Entsprechungen

Von irgendeiner Arznei zu erwarten – sei sie allopathisch oder homöopathisch oder anders –, dass sie uns die Eigenverantwortung für das Leben abnehmen kann oder soll, wäre Ausdruck einer recht kindischen Einstellung zum Leben. Gewohnheitsmäßige Medikamentenabhängigkeit ist im Regelfall ein Zeichen für ein noch sehr schwach entwickeltes spirituelles Bewusstsein. Natürlich gibt es Ausnahmen, z.B. die Einnahme von Schmerzmitteln bei terminal erkrankten Menschen in der Palliativmedizin.
Körperliches Unwohlsein als Folge von längerem Arzneimittelgebrauch ist – wenn es sich nicht um eine typische und wünschenswerte »Erstverschlimmerung« bzw. Katharsis handelt – ein Zeichen dafür, dass der Körper uns eine Botschaft übermitteln will.

Heilvorschläge

Ein allgemeines homöopathisches Mittel, um die Folgen von Medikamentenmissbrauch zu heilen, ist Nux vomica, ab D6 und höhere Potenzen. Das muss natürlich mit einem homöopathisch wirklich kundigen Behandler besprochen werden.
Mit den Nosoden lassen sich viele Arzneimittelinformationen, die unseren Organismus unnötig belasten, wieder ausleiten bzw. entgiften bzw. »löschen«. Das gilt insbesondere für Cortison und andere künstliche Hormone, Narkosemittel und eine Vielzahl weiterer Medikamente, die sich mit spezifischen Nosoden wieder entgiften lassen.
Nach einer Antibiotika-Einnahme muss die Darmflora, die dadurch geschädigt oder zerstört wurde, wieder regeneriert werden. Dazu dient eine Reinigungs- und Entgiftungskur (siehe Anhang), also z.B. mit Heilfasten und Entschlacken. Die Darmbakterienkulturen können über Bach-Blüten und Mittel wie Symbioflor oder Mutaflor oder ähnliche Arzneien wieder aufgebaut werden.
Es hat natürlich überhaupt keinen Sinn, einerseits mit Nosodentherapie zu entgiften, aber gleichzeitig dieselben oder andere allopathische Medikamente wieder bzw. weiter einzunehmen. Oft genug gilt, dass vor einer gründlichen Arzneimittel-Entgiftung feinere naturheilkundliche Heilmethoden gar nicht anschlagen würden, z.B., wenn noch die Cortisoninformation oder gar Reststoffe im Körper sind!

Wie Sie vorbeugen können

Relativ leicht: weniger, viel weniger Pillen schlucken; weniger, viel weniger Arzneien zu sich nehmen. Einfacher geht es kaum. Sind wir es selbst uns wert, etwas Gutes für un-

sere Gesundheit zu tun? Probieren Sie es aus, weniger Medikamente einzunehmen. Und wenn Sie sich (noch) nicht so recht trauen, Eigenverantwortung für sich selbst zu übernehmen, oder wenn Sie einer/einem Heilpraktiker(in) (noch) nicht recht trauen, sondern immer noch meinen, der »Herr Doktor« oder die »Frau Doktor« müsste es doch am besten wissen, dann fragen Sie einfach ungeniert und ganz direkt, ob der schulmedizinisch ausgebildete Arzt denn seine Hand dafür ins Feuer legen kann, dass nur diese Arzneien und nur in dieser Menge und Dosierung wirklich heilen – und ob er oder sie denn selbst auch diese Medikamente bei sich und seiner Familie anwenden würde.
Aber man hat natürlich auch beim Heilpraktiker keinen generellen Freifahrtschein. Weiterhin bleibt Eigenverantwortung angesagt. Ergab doch beispielsweise eine Untersuchung der Zeitschrift *Öko-Test* in einem nicht unbedingt repräsentativen Test (Ausgabe 2/2005), dass lediglich vier von zwanzig Vertretern dieses Berufsstandes als »gut« einzustufen seien. Ein richtig ausgebildeter Heilpraktiker hat das gleiche medizinische Wissen wie ein Arzt und zusätzlich die Naturheilverfahren dazu gelernt. Der Fachverband Deutscher Heilpraktiker e. V. sorgt dafür, dass seine Mitglieder so ausgebildet wurden (Adresse siehe Anhang). Man erkennt eine(n) hier geschulte(n) Behandler(in) beispielsweise an dem verwendeten Zeichen der Schlange, die sich um den Äskulapstab windet.
Vom wahllosen Gebrauch von Schmerz-, Schlaf-, Beruhigungsmitteln, Psychopharmaka, Kreislaufmitteln, Hormonen, Appetitzüglern, Abführmitteln usf. ist dringendst abzuraten. Sie belasten unnötig unsere Entgiftungsorgane und das Immunsystem, ohne wirklich die Ursachen von Krankheit aufzulösen. Wir sind bewusste ganzheitliche Wesen, die sich durch Körper, Geist und Seele ausdrücken. Wir sind kein Auto, das bei Reparaturbedarf in eine Werkstatt gebracht wird, um dort einige Teile austauschen zu lassen oder

nach dem Motto »Öl wechseln, abschmieren« wieder fit gemacht zu werden. Und dementsprechend brauchen wir auch eine ganzheitliche Medizin, in der jede Form von Therapie ihren Platz hat!

Schädliche Impffolgen

Problemsituation gestern und heute

Jährlich sterben immer noch viele Kinder an den Folgen von Mehrfachimpfungen, und noch mehr leiden an den Folgen von Langzeitschäden. Bereits im Jahr 1986 veröffentlichte der Impfexperte und Arzt Dr. Gerhard Buchwald eine Statistik der Versorgungsämter: Demnach wurden in der damaligen Bundesrepublik 8059 Anträge wegen bestehender Leiden seit bzw. nach der Impfung gestellt, 5457 Anträge auf Anerkennung als Impfschadenfall abgelehnt, aber immerhin 2517 Impfschadenfälle anerkannt. Wenn man nun noch die große Dunkelziffer hinzuaddiert, die sich ergibt, weil Eltern keine Ahnung haben, dass Krankheitsgeschehen ihrer Kinder impfbedingt sind (und Ärzte entweder auch nicht oder davon aus anderen Gründen nichts wissen wollen), oder sich nicht trauen, gegen Impfärzte und Behörden vorzugehen, dann lässt sich auch für Laien leicht erkennen, dass wir es hier mit einem Riesenskandal zu tun haben. Das Geschäft mit der Angst – Angst vor angeblichen Gefahren, falls die Kinder nicht geimpft würden – lohnt sich für die Pharmaindustrie auf ganz glänzende Weise.
In der eigenen Praxis musste ich miterleben, wie zwei Kinder – ein zehnjähriger Bub und ein elfjähriges Mädchen – an den Folgen der Polioschluckimpfung, die inzwischen abgeschafft wurde, starben. Bisweilen traten krampfartige Läh-

mungserscheinungen nach der Impfung auf. Und erst die Pockenimpfung führte zum Auftreten von Heuschnupfen.

Zukünftige Entwicklung

Je deutlicher die Gefahren herkömmlicher Massenimpfungen aufscheinen, desto mehr Menschen werden sich vermutlich dagegen wehren. Gleichzeitig läuft aber die Propagandawelle für Massenimpfungen weiter – nun eben z. B. für Impfungen gegen die Grippe, Zeckenbisse, und man sucht weiterhin nach einem wirksamen Aids-Impfstoff, während die Therapie der HIV-Infektion in den letzten Jahren substantiell verbessert wurde, etc. Dahinter steht der Wahn der Machbarkeit – wir Menschen könnten mit »modernen« Mitteln »alles in den Griff bekommen«.

Die Ständige Impfkommission (STIKO) am Robert-Koch-Institut empfiehlt einen Impfkalender mit zurzeit (2005) zehn Impfstoffen, die ab der neunten Lebenswoche eines Babys in bestimmten Abständen und Kombinationen mehrfach verabreicht werden sollen. Bis zum fünfzehnten Monat kommt man da auf 31 Einzelstoffe. Dahinter steckt laut Dr. med. Martin Hirte (siehe Literaturverzeichnis) »das Interesse des Staates und auch überstaatlicher Organisationen wie der WHO nach möglichst breit akzeptierten Impfungen ... Diese Politik verfolgt in erster Linie epidemiologische und ökonomische Ziele ... Die Belange der Allgemeinheit decken sich jedoch nur teilweise mit den Interessen des Einzelnen ...«

Die Alternativen – Stärkung des Immunsystems, homöopathische Vorbeugung und Behandlung und andere Methoden und Mittel aus der Naturheilkunde, einschließlich der Harmonisierung der Gedanken- und Gefühlswelt – werden vermutlich nur von einer Minderheit bewusst lebender Menschen weiterverfolgt.

Typische Krankheitswirkungen – körperliche Symptome

Bei jeder Impfung gelangt tierisches Eiweiß, also artfremdes und für Menschen prinzipiell erst einmal unverträgliches Eiweiß in unseren Körper. Darauf reagiert der gesunde Organismus mit einer Abwehr- und Schutzreaktion. Wenn die Information eines artfremden Eiweißes aber erst einmal in unseren Organismus eingebracht wurde, »verunreinigt« sie ab jetzt unser gesamtes, sehr fein ausgeklügeltes »Informationssystem« und führt unter Umständen zu einem (teilweisen) Zusammenbruch, der sich in körperlichen Krankheitssymptomen niederschlägt.
Durch Impfungen steigen Infektanfälligkeit, Müdigkeit, Kopfschmerzen, Konzentrationsschwäche, Leistungsabfall. Es entsteht die Neigung zu chronischen Krankheiten, deren Ursachen nicht genau erklärbar sind, weil die Impfungen zu einer »Verwischung« von Symptombildern führen. Sogar multiple Sklerose, Leukämie, Hirnschäden, Neurodermitis, Neurosen, Angstzustände, Epilepsie und plötzlicher Kindstod gehören zu den schlimmen Folgen von Impfungen, die bislang dokumentiert worden sind.
Dem Schutzverein für Impfgeschädigte aus Plettenberg zufolge handelt es sich bei jeder Impfung um einen medizinischen Eingriff, der mit Risiken verbunden ist. Diese Risiken werden meistens verharmlost, ignoriert oder sogar totgeschwiegen. Anerkannte Impfschäden wurden u. a. durch folgende Impfungen verursacht (www.impfschutzverband.de):

- Pocken,
- BCG (Tuberkulose),
- Diphtherie,
- Tetanus (Wundstarrkrampf),
- Polio (Kinderlähmung),

- Pertussis (Keuchhusten),
- FSME (Zecken),
- Influenza (Grippe),
- Hepatitis,
- Hib (Hirnhautentzündung),
- Masern, Mumps, Röteln.

Schädigungsfolgen sind u.a. Nervenentzündungen, Lähmungen, Seh- und Hörschäden unterschiedlichen Grades, bis zu 100 Prozent geistige und körperliche Behinderungen (Quelle: Schutzverband für Impfgeschädigte e.V., 2002).
Der Schutzverband fordert, dass den Geschädigten besser und zügiger geholfen wird.
Eine Impfschadensanerkennung erfolgte z.B. bei einem Guillain-Barré-Syndrom nach einer Grippeimpfung. Der Betroffene erhielt im Herbst 2002 eine Grippeimpfung. Bereits wenige Tage später bekam er Fieber und bemerkte zunächst Missempfindungen an den unteren Extremitäten, kurz darauf ein Schwächegefühl, und die Symptomatik trat auch an den oberen Extremitäten auf. Nachdem sich dann aufsteigende Lähmungen und Gefühlsstörungen einstellten, wurde der Betroffene zwölf Tage nach der Impfung stationär behandelt. Die Atemmuskulatur und die Hirnnerven waren beteiligt. Als dann noch eine Pneumonie auftrat, wurde eine intensivmedizinische Behandlung notwendig. Dank Medikation begann eine langsame Rückbildungstendenz der Ausfallerscheinungen.
Anfang 2003 stellte der Betroffene einen Antrag auf Gewährung von Versorgung wegen eines Impfschadens. Im Sommer des gleichen Jahres wurde der Impfschaden anerkannt.

Heilvorschläge

Folgende naturheilkundlich erprobten Therapien kann ich empfehlen, um die mehr oder minder sichtbaren bzw. subtilen Folgen früherer Impfungen aus dem Organismus und seinem »Informationssystem« wieder zu heilen:

- Lassen Sie zunächst austesten, ob und welche früheren Impfungen Sie »unbeschadet« überstanden haben oder ob und welche fremdartigen Impfinformationen noch als Wirksysteme in Ihrem Organismus vorhanden sind.
- Daraufhin wird der Heilpraktiker oder Homöopath die entsprechende homöopathische Nosode zur »Ausleitung« bzw. »Löschung« der Fremd- und Falschinformation verschreiben.
- Die Darmsanierung durch richtige Ernährung und mittels geeigneter Bach-Blüten gehört ebenso zur sinnvollen Kombination von natürlichen Heilmethoden.
- Auf jeden Fall sollte das Immunsystem gestärkt werden, mit Echinacea-Präparaten und Eleutherococcus-Mitteln sowie wiederum Bach-Blüten und auch Farbbestrahlung.

Wie Sie vorbeugen können

Wenn Sie sich und Ihre Kinder nicht impfen lassen und dennoch vorbeugend etwas für Ihren Schutz tun wollen, so unterscheiden wir zwei Bereiche:

- Kinder sollen Kinderkrankheiten für ihre geistige Entwicklung und ihre körperliche Abwehrstärkung durchmachen. Praktisch alle Kinderkrankheiten könnten homöopathisch behandelt werden und würden dann oft nur kurze Zeit andauern. Die Abwehrkräfte der Kinder lassen sich bereits von Geburt an stärken, indem die Eltern auf Antibiotika und Fieberzäpfchen etc. für die Kinder verzichten, Zucker in der Ernährung weitgehend vermeiden sowie auf gesunde, ganzheitliche Ernährung und Lebensweise Wert legen.

- Erwachsene, die sich eventuell als »Schutz« vor Tropenreisen impfen lassen wollen, sollten sich die Nosoden der dort vorkommenden Krankheiten besorgen und mit auf die Reise nehmen; z.B. »Nosode Typhus« oder »Nosode Malaria«. Die Nosoden können zur Prophylaxe mit einer Gabe von z.B. drei Globuli (Kügelchen) vorher eingenommen werden. Lassen Sie sich in einem solchen Fall beraten.

Es gibt in Deutschland keine gesetzliche Impfpflicht! Warum wohl nicht? Weil der Gesetzgeber dann mit einer Fülle von Schadenersatzklagen überzogen würde von Eltern, deren Kinder unter Impffolgen leiden oder daran sogar gestorben sind. Man kann sich und die Kinder am besten dadurch schützen, dass man sich nicht kritiklos alle möglichen Impfungen aufschwatzen lässt, sondern sehr sorgfältig prüft, welche Nebenwirkungen eventuell zu erwarten sind. Fragen Sie das zuständige Gesundheitsamt, den Schularzt oder jene Stelle, die Ihnen vielleicht in düsteren Farben die vermeintlichen Risiken der Nichtimpfung schildert, welche konkreten Informationen denn vorliegen über konkreten Nutzen und mögliche Schäden von Impfungen.
Lassen Sie sich nicht ins Bockshorn jagen – wägen Sie sorgfältig ab, auf welche Impfung Sie verzichten wollen und auf welche vielleicht nicht. Lassen Sie es sich vom Impfarzt oder der Impfstelle schriftlich geben, dass er bzw. sie dafür geradestehen wird, dass keine schädlichen Nebenwirkungen oder Folgeschäden auftreten werden. Sie werden erstaunt sein, wie schnell man Ihnen plötzlich wieder die Freiheit der

Entscheidung einräumt. Denn diese Verantwortung kann von den Impfstellen im Regelfall nie übernommen werden. Ich selbst hatte meinen Sohn Daniel nur gegen Tetanus impfen lassen, weil ich noch zu eingeschüchtert war, auch darauf zu verzichten. Heute würde ich weder mich noch mein Kind gegen irgendetwas impfen lassen.
Die beste Vorbeugung ist die natürliche und ganzheitliche Stärkung des Immunsystems!

Ohne Reue kauen können – Zahnsanierung ohne Amalgam

Praxisbeispiel

Amalgam und üble Nebenwirkungen

Die siebzehnjährige Claudia schleppt sich, von ihrer Mutter gestützt, in die Naturheilpraxis. Sie leidet unter schier unerträglichen Gelenkschmerzen. Die Gelenke an Hand, Ellenbogen und Knie sind merklich geschwollen; Claudia klagt bei jeder Bewegung auch über große Schmerzen in ihren steifen Schultern. Sie leidet noch dazu unter extrem starkem Haarausfall und unter deutlich unreiner Haut. Ärzte hatten Rheuma diagnostiziert, vermeintlich unheilbar. Sie rieten zu Cortisongaben. Claudia selbst hatte das abgelehnt.
Schon vier Jahre zuvor litt Claudia an Pubertätsakne. Ihr Hausarzt verordnete für mehr als zwei Jahre Antibiotika. Die Hautausschläge wurden nur minimal verbessert, ihr

Allgemeinzustand wurde indes schlechter. Gelenkschmerzen und Lähmungsgefühle in den Fingern setzten ein. Claudia ging in eine Hautklinik; bereits dort wollte sie sich kein Cortison geben lassen, man verordnete ihr ein Malariamittel wegen der Gelenkschmerzen. Acht Tage später hatten sich ihre Leberwerte stark verschlimmert, sie fing an, Haare zu verlieren, und ihre Gelenke schwollen an. Die Ärzte bemerkten keinen Zusammenhang zwischen Malariamittel, Leberwerten und Allgemeinzustand. In diesem Zustand kommt Claudia in die Naturheilpraxis.
Nach einer eingehenden Anamnese, der Durchführung verschiedener Diagnosemethoden, gründlicher Untersuchung und einem ausführlichen Gespräch sowie der klassischen homöopathischen Repertorisierung ergibt sich der klare Hinweis auf eine hochgradige Quecksilbervergiftung. Claudia erhält parallel zur dringend angeratenen Sanierung der Amalgamfüllungen (sprich: der vollständigen Auswechslung aller Amalgamfüllungen und -reste aus dem Gebiss und dem Ersatz durch Gold, Kunststoff, Keramik oder Porzellan) homöopathisches Hepar sulfuris und hier auch noch Mercurius solubilis über einen Zeitraum von fünf Wochen. Zusätzlich wird ein Nierentee zur Reinigung der Nieren und Ausleitung der Metallgifte verordnet.
Claudia ruft nach vier Wochen an und erzählt voller Freude, dass ihre Beschwerden vorbei sind und sogar die Akne weitgehend verschwunden ist. Auf einen solch durchgreifenden und raschen Erfolg hatte selbst die Behandlerin nicht zu hoffen gewagt.

Problemsituation heute

»Je mehr Quecksilber im Mund, desto mehr Gift im Hirn«, sagt Dr. med. dent. Gerold Müller aus Königstein im Taunus.
Bei vielen Amalgampatienten, die Dr. med. Peter Schleicher und Dr. med. Lutz Banasch vom Münchner Institut für Therapie und Forschung chronischer Erkrankungen und Immunbiologie untersucht haben, entdeckten sie im Immunsystem gefährliche Verstellungen, die längerfristig zu schwersten chronischen Erkrankungen und sogar zu Tumoren führen können. Die Immundefekte konnten nach Entfernen der Amalgamplomben und entsprechender Entgiftungstherapie in den meisten Fällen rückgängig gemacht werden.

Zukünftige Entwicklung

Das damalige Gesundheitsamt verlangte schon im Frühjahr 1992 quecksilberarmes Amalgam und widerrief die Zulassung für eine Mischungsart: Amalgam sollte nur noch für Backenzähne verwendet werden. Zwar werden alle möglichen Naturheilmittel aus der Erfahrungsheilkunde und viele naturheilkundliche Heilverfahren ständig von interessengesteuerten Pharmaagenten, Politikern und Standesvertretern eines Teils der Schulärzteschaft bekämpft – aber es dauert lange, bis deutsche Behörden auch einmal ihre Augen für die Schäden vermeintlich wissenschaftlich erprobter Medizin öffnen. Immerhin war es im Frühjahr 1992 also so weit, dass wenigstens eine Anwendung von Amalgam als gefährlich erkannt und eingestuft wurde.
Allerdings: Alle Metalle im Amalgam sind giftig – z.B. insbesondere Zinn, ein schweres Nerven- und Zellgift –, und jede Metallmischung wird mit Quecksilber vermischt.

Trotzdem geht die Diskussion der Amalgambefürworter und -gegner auch noch in der ersten Dekade des neuen Jahrtausends weiter.
Wegen der vielen Nachteile des Amalgams und der Auseinandersetzung darüber in der Öffentlichkeit ist die Anwendungshäufigkeit mittlerweile rückläufig. Dennoch haben viele Menschen immer noch Amalgamfüllungen im Mund, die fachgerecht entfernt werden sollten.

Typische Krankheitswirkungen – körperliche Symptome

Quecksilber und bestimmte Quecksilberverbindungen führen zur Schädigung des Nervensystems, zur Schwächung des Immunsystems und zur Schädigung der Abwehrzellen, zur Störung des körpereigenen Bakteriengleichgewichts, zu Selenmangel. (Selen ist ein wichtiges Spurenelement und geht im Körper eine chemische Verbindung mit Quecksilber ein. Hierbei wird das Quecksilber inaktiviert.) Amalgam setzt laufend mehr oder weniger Quecksilber frei, das vom Organismus aufgenommen wird. Vor allem, wenn andere Metalllegierungen in den Zähnen verwendet wurden, fließen ständig »Störströme« (die physikalisch nachweisbar und messbar sind!).
Ein führender Forscher und Praktiker auf diesem Gebiet ist Dr. Johann Lechner in München (www.dr-lechner.de). Er hat Messmethoden weiterentwickelt, welche bioenergetisch und optisch Aufschluss geben über gesundheitsschädliche und gefährliche Wirkungen verschiedener zahnärztlicher Werkstoffe. Dr. Lechner hat nachgewiesen, dass »subtoxisch-allergische« Unverträglichkeiten durch falsche Werkstoffe im Mund auftreten, die zu »zerebraler Dysfunktion«, also zu Leistungsstörungen des Gehirns führen können.

Er meint, eine fatale Folge einer Amalgambelastung scheine nicht so sehr auf die Menge des aufgenommenen Giftes zurückzugehen, sondern in der bevorzugten Anreicherung der Schwermetalle an zentralen Steuerungsstellen des Gehirns, wie Hypophyse bzw. Medulla oblongata, zu bestehen.

Heilvorschläge

Man sollte alle Amalgamfüllungen fachkundig restlos entfernen – vor allem bei Erwachsenen – und austauschen lassen gegen keramische, Porzellan- oder Goldfüllungen und Inlays.
Sodann muss man den Organismus homöopathisch vom Quecksilber entgiften (mit Hepar sulfuris oder Mercurius solubilis) und ihm Selen zuführen, z.B. Cefaselen, und Zink, z.B. Zinkorotat. Das körpereigene Zink kann dem Organismus ebenso wie Selen durch chemische Bindung an Quecksilber entzogen werden.
Die Vitamine C und E tragen ebenfalls zum Schutz gegen die Giftwirkungen des Quecksilbers bei und können zum Teil die entgiftende Wirkung von Selen bzw. Zink verstärken.
Zusätzlich können zur Unterstützung der jeweils am meisten geschädigten Organe und zur Regulierung des Lymphabflusses homöopathische Mittel eingesetzt werden, die vom Heilpraktiker oder Homöopathen festgelegt werden.

Wie Sie vorbeugen können

Die einzige Lösung des Amalgamproblems ist ein völliger, bedingungsloser Verzicht auf dieses Material.
Verwenden Sie also, wenn es sich irgend vermeiden lässt,

keinerlei Amalgam! Alternativen dazu sind beispielsweise Seitenzahn-Komposits als Direktfüllungen. Sie bestehen zu zirka 90 Prozent aus keramischen Materialien. Es gibt auch Komposit- und Direkt-Inlays. Beim Austausch von alten Amalgamfüllungen kommen Keramik-Inlays infrage, die entweder gebrannt oder gegossen bzw. aus einem Porzellanteil computergesteuert herausgefräst werden. Auch Gold kann als Füllung bzw. Inlay anstelle von Amalgam verwendet werden. Fragen Sie Ihren Zahnarzt ausdrücklich nach dem besten Amalgamersatz.

Der zuvor erwähnte Dr. Gerold Müller rät als Vorbeugung auch zu einer »Fissurenversiegelung«, wobei Vertiefungen auf den Kauflächen, in denen meistens Karies entsteht, mit einem speziellen Lack versiegelt werden. Als oberstes Gebot der Vorbeugung zitiert er den bedeutenden Ernährungsspezialisten Professor Kollath: »Lasst die Nahrung so natürlich wie möglich.« Dazu gehören Vollkornprodukte, Frischkornbrei, viel Rohkost. Mit dieser Ernährungsform könne man mit großer Sicherheit Karies verhüten, wodurch das Amalgamproblem auf einfachste Weise zu lösen wäre.

Das Immunsystem und umweltbedingte Gefährdungen

Ganzheitliche Regeneration

Problemsituation heute

Das Immunsystem fast aller Mitglieder der so genannten Industriegesellschaften ist enorm geschwächt, vor allem durch ungesunde Ernährung und schädliche Umweltfaktoren. Die Übersäuerung des Organismus stellt dabei die gravierendste Einzelursache für das angegriffene Immunsystem dar. Elektromagnetische und geopathische Strahlen sowie Folgen von Antibiotika und Impfungen folgen als Störung unseres Immunsystems dicht auf. Dass Alkohol-, Drogen-, Nikotin- und Medikamentenmissbrauch das Ganze noch verschlimmern, liegt auf der Hand. Wenn unser Immunsystem gestärkt wird, können uns Umweltgefahren auch deutlich weniger anhaben!

Zukünftige Entwicklung

Wir vermuten, dass immer mehr Substanzen und eine immer weniger bewusste Lebensweise das Immunsystem von nicht oder wenig bewusst lebenden Menschen immer stärker angreifen werden. In den nächsten Jahren werden wir alle mit bedrohlichen neuen Risiken konfrontiert: den unabsehbaren Folgen der Genmanipulation bei Nahrungspflanzen und Schlachttieren. Dazu kommen die mögliche Weiterverbreitung der radioaktiven Bestrahlung und Begasung

von Lebensmitteln. Gleichzeitig erweisen sich immer mehr Grippeviren und Bakterienstämme als resistent gegen unsere vergeblichen Versuche, neue »Medikamente« dagegen zu erfinden.
Wenn wir durch die Gesundheitspolitik und die damit zusammenhängende Kostenerstattung nicht erlauben, dass Therapie-, Medikamenten- und Behandlerwahlfreiheit für alle naturheilkundlichen, homöopathischen, pflanzenheilkundlichen und anderen natürlichen und sanften Therapien und Arzneien besteht, dann haben wir als bewusster lebende Zeitgenossen bald keine Chance mehr, unser Immunsystem auf ganz naturgemäße Weise zu stärken.
Deshalb ist der Einsatz von allen, von uns und auch von Ihnen, wichtig: zugunsten von Verbänden und Vereinigungen der Erfahrungs- und Naturheilkunde, vor allem für die Vorreiter dieser Bewegung, nämlich den Fachverband der deutschen Heilpraktiker, aber auch für Mazdaznan, die Kollath- und die Buchinger-Bewegung, die Bruker- und die Schnitzer-Bewegung, die Kneippverbände und nicht zuletzt auch für die meist kleinen und mittelständischen Naturheilkundefirmen. Das wird entscheidend für unsere Gesundheit und die unserer Kinder sein.

Typische Krankheitswirkungen – körperliche Symptome

Lymphstauungen und Lymphknotenschwellungen (unter den Achseln, in den Leisten, rund um das Ohr, im Kieferwinkel, in der Brust usf.) sind ein sicheres Zeichen dafür, dass unser Immunsystem überlastet ist. Chronische Müdigkeit, Infektanfälligkeit sowie chronische Krankheiten überhaupt weisen ebenso deutlich auf ein geschwächtes Immunsystem hin.

Gefühlsmäßige und geistige Entsprechungen

Die Basis für ein natürlich gesundes Immunsystem sind ein gesundes Urvertrauen in das Leben, harmonische und ausgeglichene Gefühle und eine positive Gedankenwelt. Wenn dies so nicht besteht, wird eine Schwächung des Immunsystems die Folge sein. Und die Konsequenz darauf wiederum ist »Krankheit«. Dabei spielen die Umweltfaktoren meist eher die Auslöserrolle, sie sind aber nicht die wahre Ursache der Krankheit. Eine Ausnahme stellen elektromagnetische, radioaktive und geopathische Strahlenbelastungen dar, welche direkt ursächlich für Folgeschäden sind. Im Weiteren folgen wir den Erkenntnissen von Dr. Edward Bach, wie sie in dessen Schrift *Die wahre Ursache und Heilung von Krankheiten* von Wulfing von Rohr in Deutschland veröffentlicht wurde (später *Blumen, die durch die Seele sprechen* [siehe Literaturverzeichnis]).
Die Rückbesinnung und Rückgewinnung einer positiven Lebenshaltung, z.B. mit den Bach-Blüten, mit Farbtherapie und mit Meditation, ist ein wesentliches Fundament, damit wir unser Immunsystem dann auch mit körperlich wirksamen Mitteln organisch stärken können.

Natürliche Hilfen für die Abwehrkraft

Heilvorschläge zur allgemeinen Stärkung des Immunsystems

Aus dem oben Gesagten ergibt sich, dass Meditation und Gebet sowie Bach-Blüten-Therapie und Farbtherapie zu den geistigen Stützen jeder Heilung und Vorbeugung für das Immunsystem gehören.

Des Weiteren helfen: Vitamin A (Betacaroten), Selen, Zink, Echinacea, Ginseng und Eleutherococcus. Anwendungen und Dosierungen hängen vom Einzelfall ab.

Kuren mit Gelée royale und Blütenpollen unterstützen die Anregung und Wiederbelebung unseres Immunsystems in besonders wirkungsvoller Weise, z. B. mit Regazell Energen.

Sie sollten möglichst einen natürlichen Tag-und-Nacht-Rhythmus einhalten – also nicht mehr nach 19.00 Uhr essen, spätestens um 21.00 bis 22.00 Uhr ins Bett gehen und im Normalfall zur Morgendämmerung aufstehen, also auf jeden Fall vor 8.00 Uhr.

Viel Bewegung an guter, frischer Luft sorgt für die notwendige »Durchlüftung« und Regeneration des Organismus.

Trinken Sie heiße Milch mit geklärtem Butterschmalz (»Ghee«). Um »Ghee« zu gewinnen, erhitzt man Butter bei kleiner Flamme, sodass sie köchelt, ohne zu verbrennen und braun zu werden, so lange, bis die heiße Butter nicht mehr spritzt. Beim Köcheln entsteht mehr oder weniger weißer Schaum, der am Ende abgeschöpft wird. Das geklärte Butterschmalz wird in ein Glas gegeben und kann darin erkalten. Sie nehmen für eine Tasse Milch ungefähr 1 TL »Ghee«. Sie können es auch zum Backen und Braten verwenden.

Zur Entgiftung von Leber und Niere

Für die Entgiftung der Leber können Sie dreimal täglich Mariendistelextrakt einnehmen, für die Niere zweimal täglich Ackerschachtelhalmtee trinken, und zwar morgens und nachmittags.
Eine Kur mit dem Vitamin-B-Komplex, vor allem mit viel Vitamin B_6 und B_{12}, unterstützt die Regeneration der Leber.
Kalium sulfuris D6 der Schüßler'schen Lebenssalze wird gleichfalls empfohlen sowie Silicea D12.
Außerdem kann man zur energetischen Unterstützung täglich ein Glas Wasser auf die Farbe Gelb aus dem »Farb-Energie-Set« stellen und anschließend schluckweise davon trinken (siehe Anhang).

Entgiftung des Lymphflusses und Anregung der Thymusdrüse

Die Anregung der Thymusdrüse erfolgt durch täglich mehrmaliges Klopfen mit den Fingerspitzen auf die Stelle unter dem Schlüsselbein und oberhalb des Brustbeins in der Mitte der Brust, und das etwa 2 bis 3 Minuten lang. Außerdem hilft eine Farbbestrahlung mit Grüngelb (Lemon), die Thymusdrüse in ihrer wichtigen Funktion zur Stärkung des Immunsystems zu stimulieren.
Wir empfehlen auch eine spezielle Arm- und Beingymnastik. Dabei stellen Sie sich so hin, als ob Sie Skilanglauf machen und sich gleichzeitig mit beiden Armen von vorn oben nach hinten unten abstoßen würden. Mit jedem Armschwung vor und zurück gehen Sie etwas in die Knie. Das machen Sie hundertmal.
Falls Sie ein kleines Trampolin zu Hause haben, hilft es

auch, wenn Sie täglich etwa 5 Minuten darauf springen; oder Sie üben wieder einmal Seilspringen.
Zur Lymphreinigung dient die Einnahme von »Apfelwein«: Trinken Sie davon zwei Tassen täglich. »Apfelwein« besteht in diesem Fall aus etwa einem Drittel Apfelsaft oder -most, einem Drittel gutem reinem Wasser und einem Drittel guter Milch von Tieren aus artgerechter Aufzucht. Diese Mischung muss langsam erhitzt werden, darf aber nicht aufkochen. Wenn er anfängt zu sieden, wird der Apfelwein durch ein Stofftuch oder einen Papierfilter gegossen; er kann nach Geschmack mit Sucanat (reines Rohrzuckerdestillat aus dem Reformhaus, wird auch als »Ursüße« angeboten) oder mit Honig gesüßt werden.

Zum Ausgleich von Übersäuerung

Lassen Sie, soweit es Ihnen möglich ist, bitte allen Zucker und alles tierische Eiweiß weg (Ausnahmen sind Milch und »Ghee« [siehe Seite 214] sowie Sahne und Butter von Tieren aus artgerechter Aufzucht).
Stellen Sie um auf eine Ernährung, die reich an viel gutem Quellwasser, Frischkost, Gemüse, Ballaststoffen und gutem Öl ist.
Essen Sie nach 14.00 Uhr keinen Käse oder anderes Eiweiß mehr, denn ab dieser Zeit hat die Bauspeicheldrüse sozusagen ihren »Schalter geschlossen«. Die alte Lehre über die Organuhr und die Zeit, wann unsere Organe jeweils ihre »Betriebszeit« haben, stellt fest, dass nach 14.00 Uhr Eiweiß nicht mehr richtig verdaut werden kann. Milch mit »Ghee« und Butter sind die Ausnahmen.
Das Lymphsystem ist sehr empfindlich gegenüber allen Eiweißschwankungen oder einem Ungleichgewicht im Eiweißhaushalt. Wenn Sie irgendeine Art von konzentriertem Pro-

tein zu sich nehmen, wie Käse, Eier, Fisch, Fleisch, Wurst, Sojaprodukte oder Geflügel, dauert es acht Stunden (!), bis dieses Protein aufgespalten und verwertbar gemacht wird, sodass es der Zellversorgung zugute kommen kann - wobei die Leberfunktion übrigens auch eine Rolle spielt. Erst nach diesen acht Stunden transportiert das Lymphsystem die entstandenen Aminosäuren dorthin, wo sie gebraucht werden. Während der Nacht aber ruht unser Lymphsystem und kann dann diese Aufgabe also gar nicht richtig wahrnehmen. Stattdessen werden die Aminosäuren vom Lymphfluss - vereinfacht gesprochen - irgendwo abgelagert, meist an den schwächsten Stellen im Körper, und blockieren dort den Energiefluss und können regelrecht zu Krankheitsursachen werden.
Vitamin E und Natrium phosphoricum in der Potenz D6 von den Schüßler'schen Mitteln wirken der Übersäuerung entgegen. Die Dosierung von Natrium phosphoricum kann zwischen dreimal einer und dreimal drei Tabletten pro Tag liegen. Vitamin E, so legen es einige Studien nahe, kann kaum überdosiert werden, wenn Sie sich in etwa an die Packungsbeilagen halten. Vitamin E ist in allen pflanzlichen Ölen enthalten, besonders im Nachtkerzenöl.

Zur vermehrten Sauerstoffaufnahme des Organismus

Zur vermehrten Sauerstoffaufnahme leisten Vitamin C und Ferrum phosphoricum D12 von den Schüßler-Mitteln gute Dienste. Die Dosierung ist wie soeben bei Vitamin E und Natrium phosphoricum D6 angegeben.
Natürlich trägt auch der tägliche Spaziergang an der möglichst frischen Luft dazu bei, unseren Organismus mit dem notwendigen Sauerstoff zu versorgen.

Wie Sie vorbeugen können

Praktisch alle Maßnahmen, die hier aufgeführt wurden, können Sie ebenso gut auch effektiv zur Vorbeugung einsetzen. Vor allem ist es empfehlenswert, (zusätzlich) zweimal täglich eine Tasse des »Apfelweins« (s. o.) zu goutieren.

Psychostress und Sinnsuche im Industriezeitalter

Selbstwert und psychologische Umwelteinflüsse

Lassen Sie uns ein paar Minuten auch über Bereiche nachdenken, welche die meisten von uns wahrscheinlich gar nicht als umweltbedingte Gesundheitsbelastung ansehen werden: über die Wirkungen von Stress und Streit, von Partnerschafts-, Ehe- und Familienproblemen, Auseinandersetzungen mit Chefs, Kollegen und Untergebenen. Nicht zu vergessen sind dabei die gesundheitliche Belastung durch echte seelische Probleme, wie geistige Orientierungslosigkeit, bislang erfolglose Sinnsuche und mangelhafte Wertbestimmung von Lebenszielen und Lebensweisen. Wer leidet in diesem Sinne nicht unter Psychostress?

Jede Form von Stress führt dazu, dass wir zur Übersäuerung im Organismus neigen. Im Zusammenhang damit und mit zahlreichen individuellen Faktoren ergibt sich ein jeweils unterschiedliches Krankheitsbild, in dem manche der Ursachen – Psychostress, Lebensunlust, Orientierungslosigkeit – gar nicht mehr einzeln und für sich erkennbar aufscheinen. In allen der oben genannten Situationen (und vielen anderen mehr) hilft die Einkehr, die Hinwendung nach innen oder »oben«, das Gebet, das Studium spiritueller Schriften, die Meditation. Und Dankbarkeit für das Geschenk des Lebens, das es uns erlaubt, unser schöpferisches Potenzial zu entfalten. Am Schluss dieses Kapitels werden Sie Hinweise auf sieben wesentliche geistige Gesundheitskräfte finden. Selbsterkenntnis ist das vornehmste Ziel des Lebens. Nicht umsonst hieß die Losung über dem Orakeltempel in Delphi: »Mensch, erkenne dich selbst!« Das geht nur in der Innenschau. Dafür sollten wir an jedem Tag wenigstens einige Minuten Zeit einräumen. Das sind Minuten, in denen wir uns um die Bekanntschaft mit dem Überzeitlichen, dem Überpersönlichen, dem Überkörperlichen bemühen – um Fühlungnahme mit unserer Seele und ihrem schöpferischen Urgrund. Aus diesem Grund wurde der »Heilblüten-Farbkarten-Test« entwickelt.

Lassen wir uns nicht täuschen: Dieser Abschnitt ist kurz – er ist aber mindestens genauso wichtig für die Verwirklichung eines glücklichen und erfüllten Lebens wie all die anderen.

»Trauen« Sie sich bitte, sich selbst als ewige Seele und als Teil des großen schöpferischen Bewusstseins anzunehmen, als ein Kind oder ein Atemhauch Gottes. Dann hält wirkliche Gesundheit Einzug in uns – auf allen drei Ebenen von Körper, Gemüt und Seele.

Nach diesen geistigen Gesichtspunkten folgen nun einige Gedanken über unser Gefühlsleben. Sicher werden Sie zustimmen, dass Wohlbefinden und Gesundheit in mehr oder minder hohem Maße davon abhängig sind, wie wir denken und fühlen. Dies hat einen großen Einfluss auf unseren Gesamtzustand. Dabei bringt unsere moderne, hochtechnisierte, international »vernetzte« Welt vor allem zwei Probleme mit sich:

1. Als Erstes zu nennen wäre hier die zunehmende Fremdbestimmung unseres Gedanken- und Gefühlslebens durch Einflüsse aus der Umwelt – also nicht mehr nur wie früher aus Familie, Partnerschaft, Arbeitsstätte und Religion, sondern aus geografisch, sozial und kulturell weit entfernten Gebieten. Diese Einflüsse können wir zumeist gar nicht mehr richtig verarbeiten – und so tragen sie zu einer Entwurzelung und Entfremdung bei, die sich

selbstverständlich auch auf unser Nervenkostüm, unsere Stimmungen, unser Befinden auswirken.

2. Und womöglich noch gravierender als fremde Inhalte, die uns regelrecht irritieren – oft ohne dass wir das überhaupt noch wahrnehmen –, ist die schiere Menge dieser Einflüsse. Versuchen Sie einmal am Abend vor dem Fernseher fünf Minuten lang zu zählen, mit wie vielen verschiedenen Bildern wir uns konfrontieren lassen. Vermutlich geben Sie es schon nach 2 oder 3 Minuten auf weiterzuzählen. Oder versuchen Sie einmal zu zählen, von wie vielen Bildeindrücken wir überschwemmt werden, wenn wir zehn Seiten Zeitung lesen. Sie können das natürlich auch auf das Radioprogramm anwenden, Außenwerbung in der Stadt u. v. m.

Die modernen Massenmedien haben eine wahre Informationsüberflutung mit sich gebracht. In dieser Flut geht der Sinn schnell verloren, weil wir mit der enormen Anzahl von Informationsimpulsen gar nicht mehr fertig werden.
Probieren Sie es selbst aus: Lesen Sie einmal eine einzige Woche keine Zeitung, sehen Sie eine Woche lang nicht fern, hören Sie eine Woche lang kein Radio und surfen Sie eine Woche lang nicht mehr im Internet! Und beobachten Sie nach dieser Woche, wie Sie sich gesundheitlich fühlen. Leiden wir dann unter »Entzugserscheinungen«? Oder fühlen wir uns wacher, klarer, innerlich gefasster und gelassener zugleich?
Zu diesem Abschnitt gehört auch noch die Erinnerung daran, dass es nicht nur physiologische Suchtmittel gibt wie Alkohol, Drogen, Tabak, Fleisch, Medikamente usf., sondern auch psychologische. Dazu zählen Ideologien, Dogmen, Gesellschaftsnormen und angebliche Wissenschaftserkenntnisse, die uns vorschreiben wollen, wie wir fühlen, denken und leben sollten. Auch dabei handelt es sich eindeutig um die Gesundheit gefährdende Umwelteinflüsse, denen wir

ausgesetzt sind und vor denen wir uns schützen müssen. Wir können uns allerdings nur schützen, wenn wir solche Umwelteinflüsse überhaupt erkennen, sie dann aktiv heilen und weiteren Beeinflussungen vorbeugen. Hier ist nicht der Platz, um die Tiefen dieses Themas auszuloten. Aber einige Stichworte wollen wir zumindest erwähnen.

Unser »Selbstwertgefühl« ist mit entscheidend für unsere Gesundheit. Was sind wir selbst uns wert? Glauben wir, dass wir weniger wert sind als andere Menschen, als Vater oder Mutter, als der Partner, als der Politiker, der Professor, der Arzt, der Wissenschaftler, der Jurist, der Journalist, der Priester ...? Wenn wir auf diese Frage mit einem ehrlichen »Ja« oder »Ja, oft schon« antworten, so haben wir den ersten Schritt zur Heilung von dieser Illusion bereits gemacht – nämlich den, dass wir unser »Problem« erkannt haben.

Wenn ich mir selbst genauso viel wert bin, wie mir andere Menschen wert sind, dann ist dies eine sehr gesunde, natürliche Grundlage für unsere bewusst positive Lebensführung.

Nur wenn Sie sich selbst etwas wert sind, werden Sie ja darauf dringen, die gesündesten Lebensmittel einzukaufen und zuzubereiten. Nur dann werden Sie Ihrem Körper die Bewegung gönnen, die er möchte und braucht. Nur wenn Sie sich selbst etwas wert sind, werden Sie wirklich einmal unvoreingenommen prüfen, ob Ihre Gesundheit ohne Not unter elektromagnetischen Belastungen leidet, unter Wasseraderkreuzungen, unter Formaldehyd, schädlichen Ausdünstungen von Lösungsmitteln, schlechter Luft, zu wenig oder schlechtem Wasser, synthetischer Kleidung usf.

Wenn Sie sich selbst wirklich etwas wert sind, werden Sie nicht ungeprüft irgendwelche Informationen, Wertordnungen oder Gefühlsbesetzungen hinnehmen, die aus dem näheren oder weiteren Umfeld kommen, sondern Sie werden wach und offen prüfen. Selbstwert ist also ein wichtiger Aspekt der »Seelenhygiene« und damit der Gesundheit (vgl.

auch mein Buch *Naturheilkunde für Frauen in der Lebensmitte* und die CD *Innere Stärkung der weiblichen Kraft – Eine Entspannungsreise* [siehe Anhang]).
Natürlich gehört gerade hierher auch die Frage, wer eigentlich am besten entscheiden kann oder soll, wie wir mit unserer Gesundheit umgehen sollen. Wir als Gesellschaft sind leider in der Gefahr, das so genannten Fachleuten zu überlassen.
Sicher sind die meisten Leser und Leserinnen mit den Angriffen zahlreicher staatlicher Stellen, früher vor allem aus dem Bundesgesundheitsamt*, auf Naturheilmittel vertraut (zum Beispiel durch berüchtigte Listen von pflanzlichen Mitteln aus der Erfahrungsheilkunde, die ohne »wissenschaftlichen Wirkungsnachweis« verboten werden sollten), ausgeführt von Wissenschaftlern, die keinem demokratischen Überprüfungsverfahren (Wiederwahl oder Abwahl) unterworfen sind. Es liegt nahe zu vermuten, dass dahinter zwei Motive stecken: einerseits Interessen der schulmedizinisch-allopathisch orientierten Teile der Pharmaindustrie, andererseits so genannte Wissenschaftler, die eine rein materialistische Auffassung von Leben, Gesundheit und Medizin vertreten und keine Offenheit für, geschweige denn Erfahrung mit geistigen, nichtstofflichen Dimensionen und Wirkweisen besitzen.
Wie gesagt, ich kann die vielschichtige Thematik dieses weiten Feldes hier nur kurz skizzieren. Aber ich bin – im Gegensatz zu so vielen Dogmatikern und amtlichen Besserwissern – von der Mündigkeit, der Verantwortungsbereitschaft und auch von der höheren geistigen Führung überzeugt. Diese drei Faktoren zusammen werden jedem

* Das BGA wurde 1994, nach Erscheinen der Erstausgabe dieses Buches, aufgelöst und mit seinen Aufgaben in neuen Strukturen organisiert: Bundesinstitut für Arzneimittel und Medizinprodukte, Bundesinstitut für gesundheitlichen Verbraucherschutz und Veterinärmedizin, Robert-Koch-Institut für Wasser-, Boden- und Lufthygiene.

Menschen wirksam helfen, die besten Wege zur Heilung und Bewahrung seiner Gesundheit zu finden, vielleicht zusammen mit aufgeschlossenen, kompetenten, seriösen und naturheilkundlich erfahrenen Behandlern, vielleicht sogar allein!

Heilung aus dem Geiste

Zu einem ganz anderen Aspekt der psychosomatischen und spirituellen Gesundheit kommen wir jetzt – zur Aktivierung der sieben wichtigen Gesundheitskräfte. Die folgenden Gedanken stützen sich auf die Arbeit von Dr. Edward Bach und auf Erfahrungen in der eigenen Naturheilpraxis.
Der Heiler, Arzt, Forscher und Philosoph Dr. Edward Bach ist vielen Menschen durch die Bach-Blüten-Therapie bekannt geworden. Weniger bekannt sind bislang die geistigen Grundlagen, auf denen er sein Werk aufgebaut hat. Sie dienen auch heute noch als Wegweiser für jede ganzheitliche Naturheilkunde. Ich will Ihnen aus seinen Originalschriften einige wesentliche Gedanken vorstellen:

- »Die Ursache all unserer Schwierigkeiten ist das Ich und die Absonderung, und diese verschwinden, sobald Liebe und das Wissen um die große Einheit Teil unseres Wesens werden. Das Universum ist das objektive Angesicht Gottes; bei seiner Geburt ist es der wiedergeborene Gott, bei seinem Ende der höher entwickelte Gott. So ist es auch mit dem Menschen: Sein Körper ist er selbst, veräußerlicht, eine objektive Offenbarung seines inneren Wesens; er ist Ausdruck seiner selbst, der Verkörperung seines Bewusstseins.«

- »Es gibt für die Menschheit keinen halben Weg. Die Wahrheit muss anerkannt werden, und der Mensch muss sich selbst mit dem unendlichen Gesetz der Liebe seines Schöpfers vereinen.«
- »Bei der Heilung gibt es sieben Stufen: Frieden – Hoffnung – Freude – Glauben – Gewissheit – Weisheit – Liebe.«

Hier wird der Zusammenhang zwischen Theorie und Praxis deutlich. Bach hatte bekanntlich zunächst festgestellt, dass sieben Darmbakteriengruppen die Hauptauslöser für Krankheiten sind. Diese sieben Bakteriengruppen entwickeln sich als Krankheitsauslöser allerdings nur, wenn eine deutliche seelische Disharmonie im Menschen besteht. Die sieben Darmnosoden, die Bach im Laufe seiner Forschungsarbeiten herausgefunden hatte, ersetzte er dann später durch die berühmten Blütenmittel, die er wiederum nach den sieben Hauptgruppen ordnete.

Diesen sieben wichtigsten Ursachen für Krankheit – Angst, Unsicherheit, mangelndes Interesse an der Gegenwart, Einsamkeit, Überempfindlichkeit gegen Einflüsse und Ideen, Mutlosigkeit und Verzweiflung, übertriebene Fürsorge – lassen sich nun durch sieben ganz besondere Gesundheitskräfte auflösen und heilen, durch *die sieben Heiler*.

Das Gesundheitsprinzip lautet dabei: Was auf einer geistig-seelischen Ebene entstanden ist, muss auch auf genau derselben Ebene mit denselben bzw. höher schwingenden Mitteln und Methoden geheilt werden. Es »funktioniert« nicht, seelisch verursachte Disharmonien, die sich schließlich auch in körperlichen Krankheitssymptomen niederschlagen, nur körperlich zu »bekämpfen«, sondern man muss auf derselben oder einer höheren Schwingungsebene die Ursachen der Disharmonien auflösen (was selbstverständlich nicht heißen soll, man brauche sich nicht auch um die Linderung der körperlichen Leiden zu kümmern!). Die Entwick-

lung und Stärkung der sieben heilenden Bewusstseinskräfte ist eine wichtige Komponente im System der Natürlichen Komplementär-Medizin. Die Gesundheitsarbeit mit den sieben Heilern besteht darin, sich auf sie als Affirmation oder Meditationsgedanken immer wieder gefühlsmäßig, mental und seelisch einzustellen, sich an sie zu erinnern und ihre Schwingungen in sich selbst anwachsen und fließen zu lassen. Das klingt vielleicht »banal«, ist aber ungleich wirksamer als viele andere, materielle Arzneien (siehe auch »Heilblüten-Farbkarten-Test«).
Denn wie schon Paracelsus sagte: »Der ist ein Arzt, der das Unsichtbare weiß, das keinen Namen hat, keine Materie und doch seine Wirkung.«

Positive Impulse für harmonische Gefühle und Gedanken

- Erste Gesundheitskraft: Urvertrauen.
  Affirmation: »Ich vertraue auf Gott, ich vertraue dem Leben.«
- Zweite Gesundheitskraft: Selbstvertrauen.
  Affirmation: »Ich bin innerlich stark.«
- Dritte Gesundheitskraft: aktive Teilnahme am Leben.
  Affirmation: »Ich lebe.«
- Vierte Gesundheitskraft: Eins-Sein.
  Affirmation: »Ich suche und finde Heilung innen.«
- Fünfte Gesundheitskraft: Eigenverantwortung.
  Affirmation: »Ich höre auf meine innere Stimme.«
- Sechste Gesundheitskraft: Dankbarkeit.
  Affirmation: »Ich bin dem Leben dankbar, ich bin immer mit den Energien des Lebens verbunden.«
- Siebte Gesundheitskraft: Unterscheidungskraft.
  Affirmation: »Ich konzentriere mich auf meine Aufgaben.«

Allergien

Volkskrankheit Allergie – die Hauptursachen

Jedes dritte Kind durchläuft schon im Säuglingsalter allergische Erkrankungen. Erwachsene und Jugendliche kommen wegen Heuschnupfen oder erstickenden Hustenanfällen in die tägliche Praxis.
Dabei stellt sich heraus, dass *alle allergischen Erkrankungen* zwar Auslöser (Allergene) in der Umwelt haben, aber bei den entsprechend disponierten Menschen auf fehlende Funktionen im Stoffwechsel und im Immunsystem zurückzuführen sind!
Der Begriff »Allergie« leitet sich aus dem Griechischen ab: Das Wort *állos* heißt »anderer« und *érgon* »Werk, Wirkung«. »Allergie« bedeutet also eigentlich so viel wie »Fremdeinwirkung«, aber auch dass der Körper einfach anders reagiert, als es die Norm ist. Der Organismus zeigt eine krank machende Überempfindlichkeit des Immunsystems. In der Regel liefert er über das Immunsystem eine angemessene Menge an Abwehrstoffen, um die fremden Substanzen abzuwehren. Bei einer allergischen Erkrankung werden aber mehr Abwehrkörper (Antikörper) produziert als benötigt.
Allergene sind Stoffe, welche über Atmung, Haut, Flüssigkeit und Ernährung aufgenommen werden. Der Organismus empfindet bestimmte Substanzen als störend und reagiert darauf ganz natürlich mit einer Abwehr. Mögliche allergene Stoffe gibt es inzwischen Millionen. Es hat sich herausgestellt, dass neben Umweltgiften, Bakterien, Pilzen und Viren

in unserem Kulturkreis die Kuhmilch und das Hühnerei die Hauptallergene für die Menschen darstellen. Dabei handelt es sich um artfremdes Eiweiß, das der Körper nicht verarbeiten kann.
Allergien sind eine typische Krankheit unserer »Zivilisation«. Neurodermitis, viele Nahrungsmittelunverträglichkeiten, allergische Hautreaktionen sowie chronische Darmerkrankungen haben im so genannten Industriezeitalter rapide zugenommen.
Das, was wir »Lebensmittel« nennen, ist zum Teil eigentlich leider nur noch als »Sondermüll« zu bezeichnen. Auf keinen Fall werden wir damit gesund am Leben erhalten. Ob es sich um Pestizide, Kunstdünger und andere Chemikalien, radioaktive Bestrahlungen bzw. um Belastungen durch Giftgase, Schwermetalle und viele andere unverträgliche Chemikalien handelt: Es ist die Summe der belastenden Faktoren, die uns allergisch reagieren und »aus der Haut fahren« lassen.
Die weit verbreiteten falschen Essgewohnheiten und die heute »übliche« industriell hergestellte (Fertig-)Kost, welche die Menschheit sich selbst verabreicht und vor allem auch ihren Kindern zu essen gibt, sind die Hauptverursacher von Allergien. Das meiste davon schwächt das gesamte Immunsystem, der Stoffwechsel kommt nicht mehr mit und entgleist schließlich. Als Folge davon wird das Gleichgewicht zwischen Körper, Geist und Seele gestört.

Typische Krankheitswirkungen

Es gibt eine Unzahl von Symptomen, die eine allergische Reaktion diagnostizieren lassen. Zu den am häufigsten vorkommenden allergischen Erkrankungen zählen die folgenden:

- Allergisches Asthma: Dabei handelt es sich um eine Fehlfunktion der Atmung. Die Bronchien sind verkrampft; und deshalb kann keine natürliche Atmung stattfinden. Die Ursache ist zwar oft psychischer Stress, aber es gibt auch Stoffe, welche dazu führen, dass die Einatmung allergisch blockiert wird.
- Heuschnupfen: Hier haben wir es mit einem Problem der Schleimhäute bzw. ihrer Reaktion auf bestimmte Stoffe zu tun. Die Nase läuft ununterbrochen, die Augen sind gerötet und geschwollen. Meist zeigt sich das im Frühjahr/Sommer mit den Pollenflügen besonders stark. Die bedauernswerten Betroffenen würden dann am liebsten den ganzen Tag im Zimmer bleiben. Die diversen Pollen sind wie gesagt jedoch nur der Auslöser und nicht wirklich die Ursache der allergischen Erkrankung.
- Neurodermitis: Diese fast schon epidemisch zu nennende Krankheit bei Kleinkindern zeigt sich durch flächenhafte Entzündung der Haut mit oft sehr starkem Juckreiz und Quaddeln aufgrund von überschüssigem Histamin, das nicht abgebaut werden kann. Nachts ist dies am stärksten, da die Leber mit ihrer Entgiftungsfunktion dann ihre aktivste Phase hat. Dem Allergiker fehlen aufgrund von Leberfunktionsstörungen im Körper im Dickdarm Enzyme, um Giftstoffe abzubauen.
- Nahrungsmittelallergie: Diese Form der Allergie ist heute wohl am stärksten verbreitet. Die meisten Patienten werden dann noch durch viele Testungen von Substanzen unter Pflastern u. Ä. zusätzlich belastet und verunsichert. Testungen sind eine Diagnoseform und keine Therapie. Wenn nun der Allergiker in seiner Verzweiflung verschiedene Weglass-Diäten anfängt und dabei die Freude am täglichen Leben verliert, führt das, wie die Praxis leider zeigt, oft zu depressiven Stimmungen, die den Leidensdruck der Patienten noch vertiefen.

Wir können auch noch aus anderer Sicht vier große Gruppen von Allergien unterscheiden: die Erbgut-, die Erwachsenen-, die versteckte und die Pseudoallergie:

- Erbgutallergie: Alles, was »angeboren« ist, hat seine Ursachen im Erbgut unserer Eltern und Vorfahren. Hierzu gehören:
  - das allergische Asthma,
  - der Heuschnupfen und
  - die Neurodermitis.

  Dabei werden Stoffwechselstörungen vererbt, welche den Körper veranlassen, allergisch zu reagieren. Ursache ist häufig die Fehlernährung vorangegangener Generationen! Damit sind oft auch Störungen im Vitamin- und Enzymstoffwechsel entstanden.

  Meist kommen die Babys nicht gleich mit einer Neurodermitis zur Welt, sondern mit der Kondition und Anlage, dass die allergische Erkrankung irgendwann im Leben auftreten kann, aber nicht naturgesetzlich muss. Oft reicht das Essen und Trinken von tierischem Eiweiß aus, um zunächst Milchschorf und später eine ausgewachsene Neurodermitis entstehen zu lassen.

  Heutzutage ist es so, dass die Säuglinge bereits stoffwechselgestört und immungeschwächt sind und dann zusätzlich noch mit einer vergifteten Umwelt konfrontiert werden – und zu schlechter Letzt sogar noch mit Fertignahrung, die *kein* echtes Lebensmittel ist. Zudem werden sie mit artfremdem Eiweiß gefüttert. Dann versucht der Körper, diese Stoffe und Gifte loszuwerden – eben über eine allergische Reaktion.
- Erwachsenenallergie: Die Erwachsenenallergie wird erst später erworben und liegt nicht im genetischen Erbgut vor. Der Mensch hat bis dahin das Allergen gut vertragen und reagiert schließlich erst auf ein Zuviel davon. Dann hören wir vielleicht Sätze wie: »Mein Leben lang habe ich

die Bananen und Weintrauben gut vertragen, aber jetzt stimmt irgendetwas damit nicht mehr.« In einem solchen Fall ist der Stoffwechsel aufgrund eines massiven Einwirkens von Umweltgiften aus der Harmonie geraten. Das äußert sich durchaus auch in starken Ausschlägen oder rote Quaddeln, die plötzlich auftreten können.

- Versteckte Allergie: Eine versteckte oder maskierte Allergie äußert sich z.B. durch plötzliche Migräneanfälle, häufigere Infektanfälligkeit oder Depressionen, die »aus heiterem Himmel« zu kommen scheinen. Die zunehmende Umweltverseuchung durch Gifte und Reizstoffe in der Luft, im Wasser, in der Nahrung, in Medikamenten und Chemikalien kann Ursache dafür sein. Das Dumme ist, dass der Betroffene oft gar nicht weiß, dass die jahrelange erlittene Migräne in Wahrheit eine Allergie sein könnte. Das Allergen befindet sich in der täglichen Nahrung, und eines Tages bringt der Tropfen das Fass zum Überlaufen. Die Folge ist dann eine *echte Allergie.*

  Bei der versteckten Allergie ist mit einer hohen Dunkelziffer zu rechnen, schon aus Unwissenheit und mangelnder Aufklärung über richtige gesunde Ernährung.

  Typische Erscheinungen der versteckten Allergie sind die folgenden:
  - hohe Infektanfälligkeit,
  - Schleimhautentzündungen,
  - Migräne,
  - Gefäßentzündungen,
  - Herzrhythmusstörungen,
  - psychische Störungen,
  - Depressionen,
  - Kontaktlinsen-Unverträglichkeit,
  - Magenschmerzen,
  - Unlust am täglichen Leben u. v. a. m.
- Pseudoallergie: Auch so etwas kennen wir – aufgrund einer Fehlernährung wird die Darmflora gestört und ar-

beitet nun mit zu wenig Histamin abbauenden Enzymen. Mit der Ernährung wird aber ein Zuviel an Histaminen aufgenommen in Form von tierischen Produkten und Hefe. Die Histamine und andere Giftstoffe gelangen dann durch die Darmschleimhaut über die Blutbahnen in die Leber. Da die Leber überlastet ist, kommt es zu einer Autointoxikation, einer Selbstvergiftung im Darm. Das Histamin wird vermehrt abgegeben und erzeugt die typischen allergischen Anzeichen wie Rötung, Juckreiz, Schwellungen, Durchfälle, Kopfschmerzen bis hin zur Atemnot. Die einzig sinnvolle Therapie ist in diesem Fall eine grundlegende und konsequente Ernährungsumstellung.

Wie man vorbeugen, lindern und heilen kann

Prinzipiell gilt bei jeder Allergie ein Verzicht auf tierisches Eiweiß als unbedingte Voraussetzung, um dem Körper eine stressfreie Abwehrfunktion zu ermöglichen.
Mit anderen Worten: Milch, Milchprodukte (Ausnahme unter Umständen Kefir, Naturjoghurt und »Ghee« [siehe Seite 214], und zwar von artgerecht aufgezogenen und gehaltenen Tieren), Käse (besonders Hart- und Schmelzkäse; Ausnahme notfalls Frischkäse, natürlich ohne Gelatine!), auf jeden Fall alle Fleisch- und Wurst-, Fisch- und Geflügelprodukte einschließlich Eiern sollten ganz strikt gemieden werden.
Leider gibt es hier und da auch Allergien durch manipuliertes Soja. Falls Sie feststellen, dass Sie es nicht vertragen, oder falls Sie ein Völlegefühl nach dem Essen empfinden, verzichten Sie besser darauf.
Wenn Sie beschließen, die o.a. Produkte einmal »testweise«

für vier Wochen (oder auch länger) von Ihrem Speiseplan zu streichen, und dann auch konsequent sind, werden Sie wahrscheinlich schon nach kurzer Zeit eine Besserung feststellen! Probieren Sie es einfach aus, und achten Sie dabei gleichzeitig darauf, dass Sie ausreichend klares Wasser (ohne Kohlensäure, mindestens 1,5 bis 2,5 Liter am Tag) trinken und genügend Frischkost und reifes, verträgliches Obst zu sich zu nehmen.
Bei Allergien ist die Symbioselenkung und Therapie am Darm ein Muss, um den Stoffwechsel wieder voll funktionsfähig herzustellen.
Eine wirkungsvolle Therapie hat vor allem zwei Ansatzpunkte zur Voraussetzung:

- Alle Faktoren, für die wir selbst verantwortlich sind, sollten geändert bzw. verbessert, geheilt oder umgestellt werden, z. B. können wir:
  - für eine ausgeglichene Psyche sorgen, unser Gedankengut ordnen, etwa mithilfe von Homöopathie, Bach-Blüten, Licht und Farbe, Meditation oder Yoga.
  - Genussmittel wie Alkohol, Zucker, Drogen, Tabak sollten wir unbedingt meiden,
  - eine fehlerhafte Ernährung umstellen und
  - defekte Zähne sanieren lassen.
- Dasselbe gilt für alle Faktoren, die über das Umfeld ausgelöst werden, beispielsweise:
  - geopathische Störungen oder Elektrosmog (Schnurlostelefone sowie Handys usw.). Lassen Sie Ihren Schlaf- oder Arbeitsbereich auf mögliche Störfelder hin testen.
  - Um Belastungen von Medikamenten auszuschließen, sollten Sie den Beipackzettel (Nebenwirkungen) durchlesen und ggf. Ihren Behandler fragen.
  - Chemische Einflüsse, z. B. über Textilien, Wasserzusätze, Luftverschmutzung, sollten, so gut es geht, vermieden werden.

- Das soziale Umfeld kann psychisch stark belastend bzw. stressreich sein. Wenn man sich selbst nicht genügend davon distanzieren kann, sollte man abwägen, ob nicht auch hier eine Veränderung der Situation anzustreben ist.

Der amerikanische Therapeut und Kinesiologe Dr. Jimmy Scott hat in den letzten zwanzig Jahren eine Selbsthilfemethode entwickelt, mit der sich schon außerordentlich viele Menschen auf einfache Weise von Allergien haben befreien können. Durch Energieausgleich, konkret durch Klopfen von Akupressurpunkten, lassen sich in etwa 90 Prozent der Fälle Allergien auflösen, und die Verträglichkeit von sonst Allergien auslösenden Substanzen wird erhöht. Dr. Scott ist ein Pionier auf dem Gebiet der Naturheilkunde, und seine Arbeit verdient es, besonders erwähnt zu werden. Sie ersetzt nicht die Ernährungsumstellung und die Notwendigkeit, schädliche Umwelteinflüsse zu vermindern und zu vermeiden. Aber wenn einige wenige leidende Menschen durch die Lektüre seines Buches und die entsprechende Anwendung der dort detailliert vorgestellten Klopfmethode beschwerdefrei werden, war dieser Hinweis sinnvoll. Sein Buch heißt *Allergie und der Weg, sich in wenigen Minuten davon zu befreien* (siehe Literaturverzeichnis).

Versuch ein Resümee zu ziehen

Die industrielle Umwelt und unsere Lebensweise in dieser Umwelt haben ernsthafte Gefahren für unsere Gesundheit mit sich gebracht. Wir können die Vielzahl der einzelnen Risikofaktoren nicht mehr überblicken – angefangen bei besonders gefährlichen Schadstoffen in Luft, Wasser und Nahrung über komplexe Wechselwirkungen zwischen Tausenden von chemischen, physikalischen und biologischen Stoffen, weiter zu den Strahlenbelastungen physikalisch nachweisbarer und anderer Energiefelder bis hin zu den oft noch schwerer einzuschätzenden Konsequenzen unserer inneren Lebenseinstellung und unserer äußeren Lebensführung.

Es bringt uns jedoch nicht weiter, in panische Angst oder dumpfe Resignation zu verfallen. Vielmehr macht es Sinn, zweierlei zu tun: individuelle Vorsorge für die Bewahrung der Gesundheit zu treffen und sich an den gesellschaftspolitischen Entscheidungsprozessen zu beteiligen, um vermeidbare Umweltgefahren endlich auch wirklich zu vermeiden. Die Maßnahmen, die z.B. durch die Umsetzung des Kyoto-Protokolls seit dem 16. Februar 2005 ergriffen werden sollen, können da nur ein Anfang sein.

Grundsätzlich müssen wir heute feststellen: Jede neue Technologie bringt neue, nicht vorhersehbare Risiken für die menschliche Gesundheit mit sich. Und: Je sanfter, einfacher, menschenwürdiger und naturgemäßer ein Mittel, eine Methode, eine Entscheidung, eine Technik, ein Produktionsver-

fahren ist, desto größer ist die Chance, dass es uns Menschen nicht nur kurzfristig, sondern auch langfristig nutzt.
Dazu bedarf es vor allem eines wachen Bewusstseins! Wir haben aus Gründen des Egos und auch durch Gefühls- und Gedankenenergien die Umweltprobleme für unsere Gesundheit erst selbst geschaffen. Deshalb können wir vom Standpunkt des höheren spirituellen Bewusstseins aus und durch unsere Seelenkräfte auch wieder zu einem Leben finden, wie es vom natürlichen Leben vorgesehen ist.
Noch einmal: Dazu bedarf es »nur« eines wachen Bewusstseins!
Und schließlich: Natürlich wissen wir aus eigener Erfahrung, dass es unrealistisch ist, von sich selbst zu erwarten, dass man partout alles befolgt und verwirklicht, was »richtig«, »natürlich« und »gesund« ist. Der Trick besteht darin, dass wir uns Ziele setzen, die wir wirklich erreichen können, dass wir uns also nur so viel vornehmen, wie wir in die Tat umzusetzen vermögen.
Wenn Sie etwa nur 20 Prozent der in diesem Buch vorgeschlagenen Maßnahmen, Mittel, Methoden und Verhaltensänderungen durchführen, werden Sie bereits nach wenigen Wochen eine deutlich spürbare Verbesserung Ihres Gesundheitszustands bemerken. Das wird Ihnen die notwendige Kraft geben, dass Sie gern und immer mehr wie von selbst, ohne große Anstrengung, zu einer rundum naturgemäßeren Lebensweise, einem harmonischeren Seelenleben und einer natürlichen Gesundheit gelangen. Dafür wünsche ich Ihnen von Herzen alles Gute und Kraft und Segen von »oben«!
Noch einen weiteren Hinweis zu einer übergeordneten Heilhilfe möchte ich Ihnen unbedingt mit auf den Weg geben. Denken Sie daran, dass wir letztendlich geistige Wesen, dass wir bewusste Seelen sind und das Leben die Wegstrecke einer Reise in unsere wahre Heimat ist. Damit ist die ursprünglichste und wirkungsvollste Form von Heilung ebenfalls geistiger, spiritueller Natur – es ist Meditation. Medi-

tation, besonders die Meditation mit dem inneren Licht und Klangstrom, ist nicht nur spirituell erhebend. Diese Meditationsweise hat sich auch körperlich, emotional und seelisch als besonders heilsam erwiesen. Ein bekannter Lehrer dieser Methode ist Rajinder Singh, ein Wissenschaftler aus Chicago, der sich innerhalb einer gemeinnützigen Organisation weltweit für Bewusstseinsentwicklung, spirituelle Erziehung und Meditation einsetzt. Wir kennen zahlreiche Beispiele von Menschen, die allein durch diese Meditation von ihren Gesundheitsbeschwerden geheilt wurden und gleichzeitig eine neue Orientierung für ihr Leben fanden.

»Unsere Flüge durch die Weiten dieser Schöpfung
werden eines Tages zu Ende sein.
Der Mensch, wenn er gänzlich erschöpft ist, wird schließlich
zu dir zurückkommen, o Gott.«
Darshan Singh

Anhang

Therapiemöglichkeiten zum Ausleiten und Entgiften

Hinweis: Keiner dieser Tees darf länger als drei bis vier Wochen täglich getrunken werden.

Tees zur Entschlackung und Blutreinigung

30 g Anis
30 g Erdrauchblätter
20 g Echte Seifenkrautwurzel, geschnitten
20 g Süßholzwurzel, geschnitten
Alle Zutaten 10 Minuten kochen lassen. 1 TL pro Tasse, täglich zwei bis drei Tassen.

30 g Löwenzahnblätter und -wurzel
20 g Tausendgüldenkrautblätter
50 g Erdrauchblätter
Als Aufguss 10 Minuten ziehen lassen. 1 TL pro Tasse, drei Tassen täglich.

Tee zur Nierenanregung und Ausleitung

30 g Brennnesselblätter
30 g Birkenblätter
20 g Ackerschachtelhalmblätter
20 g Goldrutenblätter
Als Aufguss 10 Minuten ziehen lassen. 1 TL pro Tasse, mehrere Tassen täglich.

Tee bei Hautunreinheiten

(auch geeignet für Kinder und stillende Mütter)
60 g Gänseblümchen
40 g Feldstiefmütterchen
8 Stunden in kaltem Wasser ansetzen und stehen lassen, dann erwärmen und trinken. 2 TL pro Tasse, je nach Alter eine bis drei Tassen täglich.
Anmerkung: Bei Hautproblemen helfen sehr oft Aloe-vera-Gel oder -Spray.

Tinktur bei nervöser Unruhe

10 g Baldriantinktur
10 g Passionsblumentinktur
10 g Hafertinktur
Von dieser Mischung vor dem Schlafengehen dreißig Tropfen einnehmen.

Tee zur Nervenstärkung

1 EL Melissenblätter
Als Aufguss 10 Minuten ziehen lassen. 1 EL pro Tasse. Der Tee kann mit viel naturreinem Honig gesüßt werden.

Fertige Arzneimittel zur Unterstützung der Entgiftung und Ausleitung

Derivatio (Pflüger), um Blockaden zu lösen.
Lymphaden (Hewert), um die Lymphe zu entgiften.
Hepar-Hewert für Leber, Galle, Bauchspeicheldrüse.
Hepatos (Hewert) für die Leber als Schutz.
Heweberberol für die Nierenausleitung.
Grindelia 260 (Nestmann) zur Milzentgiftung.
Multiplasan Nr. 17 und Nr. 33 (Plantatrakt GmbH) zur allgemeinen Entgiftung.

Die *Schüßler-Mineralsalze* gibt es von verschiedenen Herstellern (z.B. Madaus und Iso). Pflüger stellt sie glutenfrei her unter der Bezeichnung »Biomineral«.

Die Suche nach Behandler(inne)n

Jede(r) seriös ausgebildete Heilpraktiker(in) mit genügend eigener Behandlungspraxis, der/die für die Natürliche Komplementär-Medizin aufgeschlossen ist, wird die in diesem Buch beschriebenen Behandlungsvorschläge, vermutlich für den individuellen Patienten modifiziert, in die Praxis umsetzen können. Wenn Sie einen Behandler in Ihrer Nähe suchen, erkundigen Sie sich am besten nach Mitgliedern im Fachverband Deutscher Heilpraktiker e.V., die möglichst auch die dreijährige Ausbildung an der bereits 1936 gegründeten Josef-Angerer-Fachschule durchlaufen haben sollten. (Leider verfügt nicht jeder, der ein Schild »Naturheilverfahren ...« an der Praxis hat, auch über den geistigen Hintergrund, das tiefgründige und ausreichende naturheilkundliche Wissen und genügende persönliche Erfahrung für alle in diesem Buch beschriebenen Methoden und Ansätze.) Eine Reihe von Ärzten hat sich inzwischen ebenfalls für naturgemäße Behandlungsmethoden und sanfte Medizin entschieden, und es gibt mittlerweile zahlreiche Zahnärzte, welche die Amalgamproblematik erkannt haben und ungefährlichere Materialien verwenden.

Die Kontaktadresse des Heilpraktikerverbands Bayern und der Josef-Angerer-Schule (bei schriftlichen Anfragen bitte immer Rückporto beifügen und Ihre vollständige Adresse nicht vergessen):

Heilpraktikerverband Bayern e.V.
Neumarkter Str. 87
81673 München
Tel. (089) 43 55 26-0
Fax (089) 43 55 26-50
E-Mail verband@heilpraktikerverband-bayern.de

Dachverband:

Fachverband Deutscher Heilpraktiker e. V.
Bundesverband
Maarweg 10
53123 Bonn
Tel. (0228) 61 10 49
Fax (0228) 62 73 59
Internet: www.heilpraktiker.org/bundesverband.htm
E-Mail: fdh-bonn@t-online

Wenn Sie naturheilkundlich versierte und ganzheitlich behandelnde Zahnärzte suchen, die auch Amalgamersatz u. Ä. durchführen, können Sie sich z. B. an den Verband GZM wenden:

Internationale Gesellschaft
für Ganzheitliche Zahn-Medizin e. V. (GZM)
Senkenheimer Hauptstr. 111
68239 Mannheim
Tel. (06 21) 47 64 00
E-Mail: gzm@gzm.org

oder an die

Deutsche Gesellschaft für
Zahn-, Mund- und Kieferheilkunde (DGZMK)
Lindemannstr. 96
40237 Düsseldorf
Tel. (0211) 66 93 95
Fax (0211) 6 91 01 99
Internet: www.dgzmk.de
E-Mail: info@dgzmk.de

Die Arbeit der früheren Volksgesundheitsbewegung e. V., die sich für die Bürgerrechte in der Medizin und Naturheilkunde einsetzte, wird weitergeführt von Dr. Johann Georg Schnitzler (»Dr. Schnitzler's Geheimnisse der Gesundheit«) in Friedrichshafen. Über das Internet ist es möglich, Fragen zu stellen: Dr. Schnitzler's Health Searchengine, www.dr-schnitzler.de.

Produkte, Bezugsquellen und Hilfen (Auswahl)

Original Heilblüten-Farbkarten, Ingrid Kraaz von Rohr und Wulfing von Rohr. AGMüller Urania, CH-8212 Neuhausen, 4. Aufl. 2005: die Hilfe zum Herausfinden der Bach-Blüten-Mittel über Aquarelle und Zeichnungen sowie über Heil- und Meditationsfarben; besonders geeignet für Menschen, die über das Bild verstehen, sowie für Kinder.
Meine Kraftfarben finden, 33 Farben als Karten zur Selbsterfahrung: Farben deines Lebens, Ingrid Kraaz von Rohr und Wulfing von Rohr. AGMüller Urania, CH-8212 Neuhausen, 2005: Kartenset für psychologische Farbtests.

Farb-Handlampe mit Quarzpyramidenfokus und verschiedenen Farbfiltern zur gezielten Farbtherapie, Farbbestrahlung und Farbakupunktur, mit ausführlicher Broschüre. Bezugsquelle:

Wrage Versandservice
Schlüterstr. 4
20146 Hamburg
Tel. (040) 4 13 29 70

Fax (040) 44 24 69
Internet: www.wrage.de
E-Mail: wrage@wrage.de.

Farb-Energie-Set – Farbuntersetzer zum Aufladen der Flüssigkeit in der passenden Frequenz der ausgesuchten Farbe. Bei Wrage Versandservice (s. o.).

Unbedenkliche Kosmetika erhalten Sie beispielsweise beim PranaHaus oder in der Chrüter-Drogerie:

PranaHaus GmbH
Wöhlerstr. 4
79108 Freiburg
Tel. (0180) 5 00 15 17 oder (0180) 5 00 15 14
Fax (0180) 5 00 15 13
Internet: www.pranahaus.de
E-Mail: info@pranahaus.de

Chrüter-Drogerie Egger
Unterstadt 28
8200 Schaffhausen/Schweiz
Tel. + 4152 624 50 30
Fax + 4152 624 64 57
E-Mail: egger@swissworld.com

Das Institut für Baubiologie und Ökologie Neubeuern, Oberbayern, gegründet 1976, ist die wichtigste Adresse im deutschsprachigen Raum für Baubiologie und gesundheitsverträgliches Bauen. Das Institut bietet einen Fernlehrgang an, an dem schon Tausende Menschen teilgenommen haben. Die Adresse:

Institut für Baubiologie
Holzham 25
83115 Neubeuern
Tel. (08035) 20 39
Fax (08035) 81 64
Internet: www.baubiologie.de
E-Mail: institut@baubiologie.de

Informationen über Meditationstreffen und Meditation mit Licht und Ton:

Wissenschaft der Spiritualität e. V.
Helga Kammerl
Jägerberg 21
82335 Berg
Tel. (08151) 5 04 49
Fax (08151) 95 33 45
E-Mail: WDSZentrum@t-online.de

Angela Seiler
Tödistr. 20
8002 Zürich/Schweiz
Tel. + 411 202 23 72
E-Mail: ch@sos.org

Herbert Wasenegger
Mautner Markhofgasse 13-15/V/3
1110 Wien/Österreich
Tel. + 431 749 18 71 oder 218 99 80

Literaturverzeichnis

Bücher und Karten der Autorin

Die richtige Schwingung heilt, Ingrid S. Kraaz und Wulfing von Rohr, Goldmann München, 5. Aufl. 1991: Über die Kombination von Bach-Blüten mit anderen Naturheilverfahren – Bach-Blüten und Farbtherapie, Schüßler'sche Zellsalze sowie Notfallhomöopathie

Die Farben deiner Seele, Ingrid S. Kraaz von Rohr mit Wulfing von Rohr, Goldmann, München, 2. Aufl. 1992: ein umfassendes praktisches Werkbuch, mit dem 12-Farben-Test, über siebzig Farbtherapievorschlägen und Anleitung zur Aura- und Chakraarbeit

Heilblüten-Farbkarten-Test, AGMüller Urania, CH-8212 Neuhausen, 1992, als Set mit Buch und nur als Karten zum Test

Naturheilkunde für Frauen in der Lebensmitte, Droemer Knaur, München 2003: das Praxisbuch zum Selbstwert und zur Naturheilkunde für Frauen, mit Sonderteil über sanfte Medizin und Bach-Blüten bei so genannten Frauenbeschwerden

Innere Stärkung der weiblichen Kraft – Eine Entspannungsreise, Audio-Meditationskassette von und mit Ingrid S. Kraaz von Rohr, mit Musik von Deuter u. a.: Meditationen über zehn Chakren und zehn Archetypen des Weiblichen und Heilmeditationen mit den drei Farben Violett, Weiß und Gold; Wrage Versand, Adresse s. o.

Wege zum richtigen Pendeln, AGMüller Urania, CH-8212

Neuhausen, 2003, auch als Set mit Buch, Pendel und Pendelkarten
Lichtkraft – Licht als Ur-Quelle von Energie und Leben nutzen, Goldmann, München 2001
Farbtherapie aus der Küche – Gute Laune kann man essen, Nymphenburger, München 1996
Farbtherapie – Das Basiswissen über Wirkung und Anwendung von Farben, Nymphenburger, München 2003
Praktischer Leitfaden Feng Shui, Nymphenburger, München 1996
Think Pink – positiv leben und denken mit Rosa, Nymphenburger, München 2005

Auswahl weiterer Literatur

Bach, Edward: *Blumen, die durch die Seele heilen*, Hugendubel, München 1999
Batmanghelidj, F.: *Sie sind nicht krank, Sie sind durstig*, VAK, Kirchzarten 2004
Batmanghelidj, F.: *Wasser – die gesunde Lösung*, VAK, Kirchzarten 2000
Borgers, Dieter, u. a.: *Umwelt-Medizin*, Argument, Berlin 1985
Emoto, Masaru: *Die Botschaft des Wassers*, KOHA, Burgrain 2002
Hafer, Hertha: *Die heimliche Droge: Nahrungsphosphat*, Haug, Heidelberg 1997
Hickethier, Kurt: *Lehrbuch der Biochemie*, Depke, Kemmenau, 12. Aufl. 2001
Hirte, Martin: *Impfen – Pro & Contra*, Droemer Knaur, München 2005
Kopschina, Andreas: *Erdstrahlen als Krankheitsursache*, AIG Hilbinger, Arnoldsheim 1990

Lechner, Johann: *Herd, Regulation und Information, Ein Fachbuch zur Zahnheilkunde*, Hüthig, Heidelberg 1992
Mar, Lisa, u. a.: *Krebshilfe durch Vollwertkost*, Walter Hädecke Verlag, Weil der Stadt 1981
Marken, Mara: *Machen Handys und ihre Sender krank? So schützen Sie sich!*, Eigenverlag, ISBN 3-00-010930-7; 1. Aufl. März 2003
Pilgrim, Volker Elis: *Zehn Gründe, kein Fleisch mehr zu essen*, Rowohlt, Reinbek 1992
Rajinder, Singh: *Die Weisheit der erwachten Seele*, Urania, Schaffhausen, 1999
Schlebusch, Klaus Peter, u. a.: *Die Vernichtung der Biologischen Medizin*, Heyne, München 1989
Scott, Dr. Jimmy, und Kathleen Goss: *Allergie und der Weg, sich in wenigen Minuten davon zu befreien*, VAK, Kirchzarten 2003
Singh, Kirpal: *Karma – das Rad des Lebens*, Divyanand, Herrischried 1987
Velvart, Josef: *Gift im Haushalt – Erste Hilfe bei Unfällen*, Huber, Göttingen 1999
Webb, Tony, und Tim Lang: *Bestrahlte Nahrung – Auswirkungen und Risiken radioaktiver Bestrahlung bei Lebensmitteln*, Droemer Knaur, München 1991

Wichtige Zeitschriften zum Thema

Natur & Heilen – Die Monatszeitschrift für gesundes Leben, Nikolaistr. 5, 80802 München, Internet: www.natur-und-heilen.com. Ausgehend von einer ganzheitlichen Sicht des Menschen, wird über traditionelle und neue Wege zur Gesundheit im Rahmen naturgemäßen Lebens und Heilens berichtet.

Naturheilpraxis mit Naturmedizin – Fachzeitschrift für

Naturheilkunde, Erfahrungsheilkunde und biologische Heilverfahren. Dies ist eine gute Spezialzeitschrift für Behandler(innen). Sie erscheint im Richard Pflaum Verlag, Postfach 19 07 37, 80607 München, Internet: www.pflaum.de, E-Mail: Kundenservice@Pflaum.de.

raum & zeit – Die neue Dimension der Wissenschaft. Erscheint unregelmäßig, sechs Ausgaben pro Jahr. »Ein einsamer Rufer in der Wüste«: Hier werden Vernebelungstaktiken, Fehler und Tabus der kommerziellen Wissenschaft angepackt, und es wird aufgedeckt, welche sinnvollen Alternativen es dazu längst schon gibt. Ehlers Verlag, Geltingerstr. 14e, 82515 Wolfratshausen, Internet: www.raum-und-zeit.com.

NATUR-Heilkunde, Journal für Ganzheitsmedizin. M + M Verlag, Schlehenstr. 15, 59063 Hamm, E-Mail: info@m-m-verlag.de.

CO'MED – Das Fachmagazin für Complementär-Medizin. CO'MED Verlags GmbH, Schlossgasse 4, 65239 Hochheim, Internet: www.comedverlag.de.

Die Autorin

HP Ingrid Kraaz von Rohr, ND, ist Heilpraktikerin mit den Schwerpunkten klassische Homöopathie, Farbtherapie, Psychologie, Antlitzdiagnose und Bach-Blüten sowie sinnvolle Kombination natürlicher Heilverfahren und Natürlicher Umwelt-Medizin. Sie war drei Jahre lang Fortbildungsbeauftragte des Fachverbands Deutscher Heilpraktiker in ihrem Verbandsbezirk. Sie hat die Internationale Akademie für Natürliche Komplementär-Medizin begründet, die verschiedene Methoden der Naturheilkunde zusammenführt. Sie leitet diese Akademie als Studiendirektorin. Südlich von München hat sie eine eigene Naturheilpraxis und hält regelmäßig Fortbildungskurse für Laien und Behandler(innen). Sie ist auch als Autorin einiger Standardwerke über Naturheilkunde und Natürliche Komplementär-Medizin hervorgetreten. In den Mittelpunkt ihrer Arbeit stellt Ingrid Kraaz von Rohr ein spirituelles Menschenbild und eine entsprechend spirituell begründete Medizin.

Redaktionelle Mitarbeit: Wulfing von Rohr, der deutsche Entdecker und Erstverleger von Dr. Edward Bach. Er ist Fachbuchautor, Organisator von Friedenstreffen. Er war zwei Jahrzehnte hindurch Journalist, Herausgeber und Produzent von Fernseh- und Videoproduktionen zu Themen der Lebenshilfe und natürlichen Gesundheit. Einer seiner Schwerpunkte ist Meditation und Bewusstseinsschulung, worüber er auch schreibt und Kurse hält. Er ist Mitglied in der Internationalen Gesellschaft für Tiefenpsychologie, in der Society for Meditation and Meditation Research, in der Großgmainer Marienbruderschaft und 1. Vorsitzender von Life Forum e. V., einem gemeinnützigen Verein für Kulturaustausch und Volksbildung über ganzheitliche Gesundheit.

Kontakt

Auch für Anfragen wegen Vorträgen, Kursen, Seminaren und Ausbildungen:

HP Ingrid Kraaz von Rohr, ND
Auf der Eierwiese 5a
82031 Grünwald
Tel. (089) 6 41-11 10
Fax (089) 6 41-40 10
E-Mail: ingrid.kraazvonrohr@t-online.de

Register